Anita Heßmann-Kosaris

Natürlich gesund mit Knoblauch

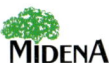

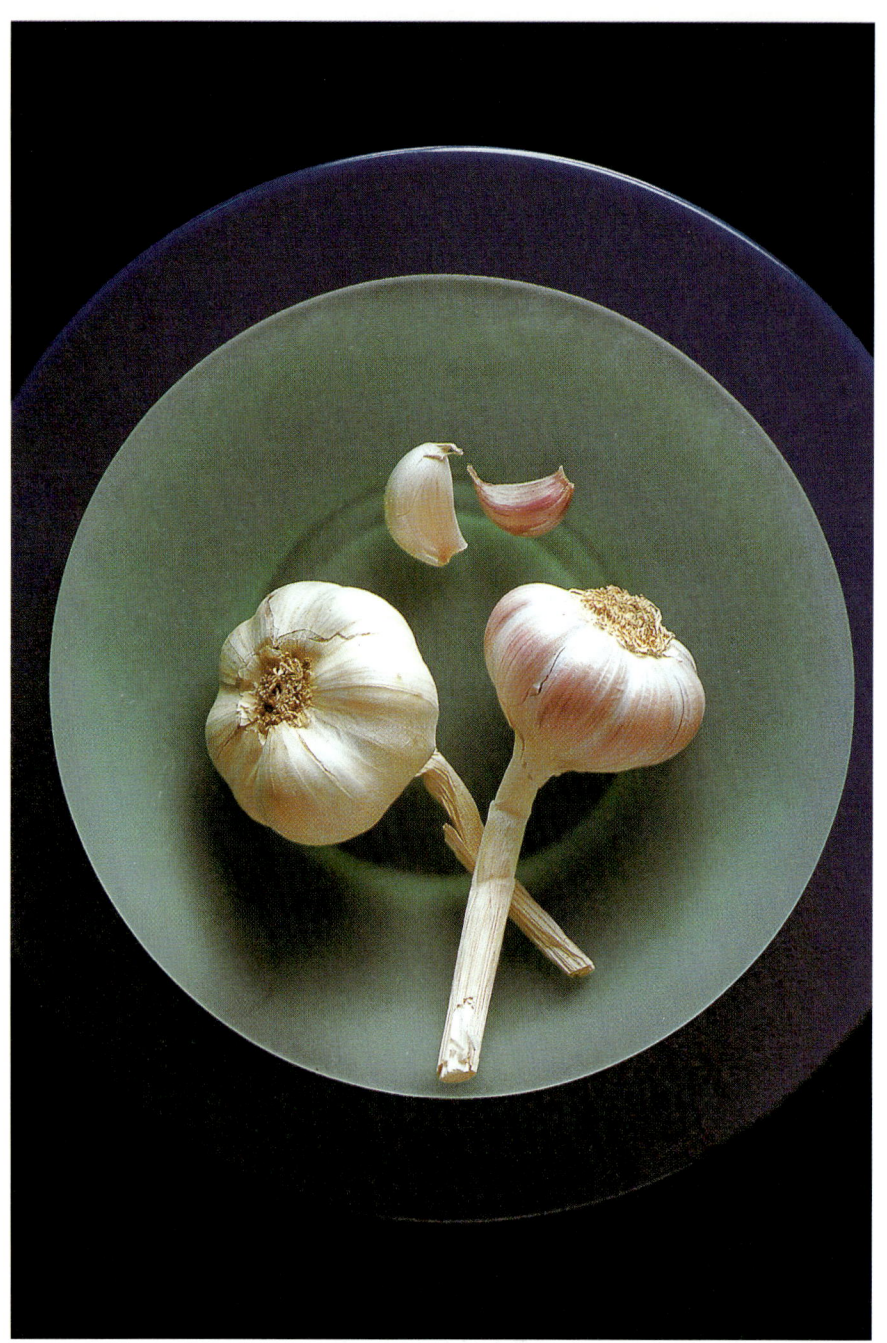

Anita Heßmann-Kosaris

Natürlich gesund mit Knoblauch

So nutzen Sie die 200 Wirkstoffe
in der Wunderknolle

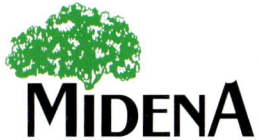

Inhalt

10	**Vorwort**
10	Nicht nur gegen Vampire
11	Kein Ersatz für den Arzt

12 Medizin für viele Leiden

13	Knoblauch gegen Pest und Feindschaft
14	Eine natürliche Alternative
15	**Was ist das für eine Pflanze?**
16	Geheimnisvolles Vielstoffgemisch
18	Mehr als nur Vitamine
19	**Die rohe Zehe hat es in sich**
19	Den »Stinker« überlisten
21	Gegen Knoblauch ist kein Kraut gewachsen

Allium sativum; etwas abfällig Stinkerzwiebel, allgemein Knoblauch genannt.

22 Knoblauch im Einsatz

23	**Knoblauchrezepturen**
23	Knoblauchessig
24	Knoblauchhonig
24	Knoblauchöl
25	Knoblauchsaft
26	Knoblauchsalbe
27	Knoblauchsirup
27	Sirup mit eingelegten Knoblauchzehen
27	Knoblauchtee
28	Knoblauchtinktur
29	Knoblauchtonikum
29	Knoblauchwasser

Inhalt

Anwendungen — *30*
Knoblauchkompresse — *30*
Knoblauchumschlag — *30*
Knoblauchbäder — *31*
Knoblaucheinlauf — *32*

Man nehme dreimal täglich… — *32*
Keine Wirkung ohne Nebenwirkung — *33*

Knoblauch fix und fertig — *35*
Ersatzprodukte genau vergleichen — *35*
Knoblauchpulver — *37*
Knoblauchöl — *37*
Knoblauchextrakt — *37*
Wenn's des Guten zu viel ist — *38*

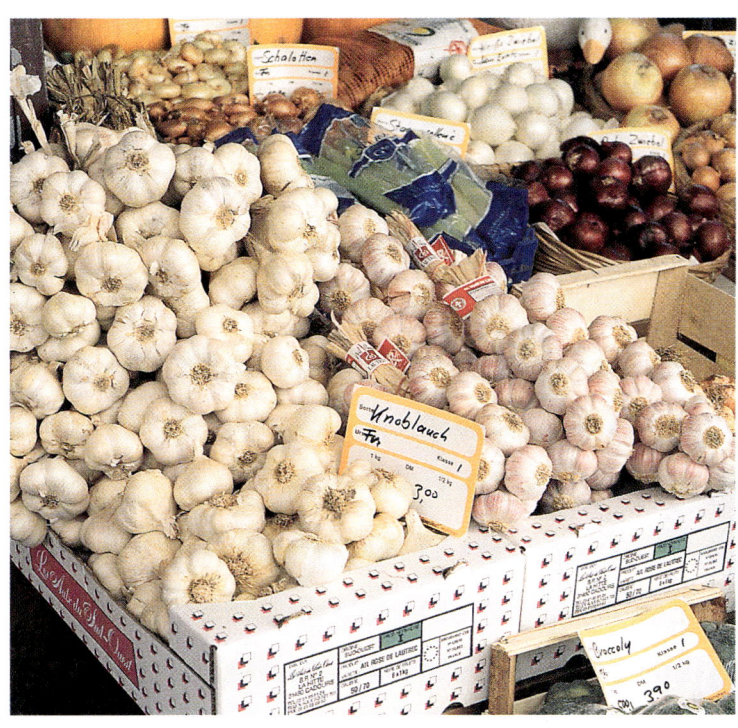

Frischer Knoblauch auf dem Markt. Hauptproduzenten sind Italien, Frankreich, Mexiko und die USA.

Inhalt

40 Jung und vital mit Knoblauch

- 40 **Wenn die Arterien verkalken**
- 41 Was passiert bei Arteriosklerose?
- 44 **Knoblauch reguliert die Blutfette**
- 46 **Knoblauch als Gefäßputzer**
- 48 **Stärkung für Herz und Kreislauf**
- 49 **Blutdruck in der Balance**
- 50 **Geballte Abwehrkraft**
- 51 Die Kampfkraft lässt nach
- 52 Hoffung für Krebspatienten
- 53 Ein natürlicher Radikalfänger
- 56 **Selen gegen Gifte im Körper**
- 56 Überlasteter Stoffwechsel
- 58 **Knoblauch als Bakterienkiller**
- 61 **Viren mögen keinen Knoblauch**
- 61 Knoblauch als Hilfe für Aidskranke?

62 Alltagsbeschwerden von A bis Z

- 62 Dem Körper eine Chance geben
- 63 Allergischer Schnupfen
- 64 Angst und Depressionen
- 65 Atemnot
- 66 Blähungen
- 66 Blutdruck, hoher
- 68 Blutdruck, niedriger
- 68 Durchfall

Inhalt

Darmträgheit	*69*
Durchblutungstörungen	*71*
Erkältungen	*71*
Fieber	*74*
Fußpilz	*74*
Gelenkbeschwerden	*75*
Hämorrhoiden	*77*
Halsschmerzen und Heiserkeit	*78*
Harnwegsentzündungen	*80*
Hautentzündungen	*81*
Herpesbläschen	*82*
Hexenschuss	*83*
Husten	*84*
Insektenbisse und -stiche	*85*
Kopfschmerzen und Migräne	*87*
Krampfadern	*89*
Magenverstimmung	*90*
Menstruationsbeschwerden	*91*
Müdigkeit und Erschöpfung	*92*
Muskelkater	*93*
Muskelverspannung	*93*
Nasenbluten	*95*
Nasennebenhöhlenbeschwerden	*96*
Nervosität und Unruhe	*96*
Ohrenschmerzen	*97*
Potenzstörungen	*99*
Prostatabeschwerden	*100*
Rückenschmerzen und Ischias	*101*
Schlafstörungen	*102*
Schnupfen	*103*
Sodbrennen	*104*
Sonnenbrand	*104*
Wechseljahrebeschwerden	*105*

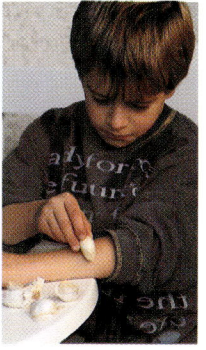

Knoblauch lindert zahlreiche Alltagsbeschwerden – äußerlich und innerlich.

Inhalt

Knoblauch-rezepturen lindern auch Sonnenbrand.

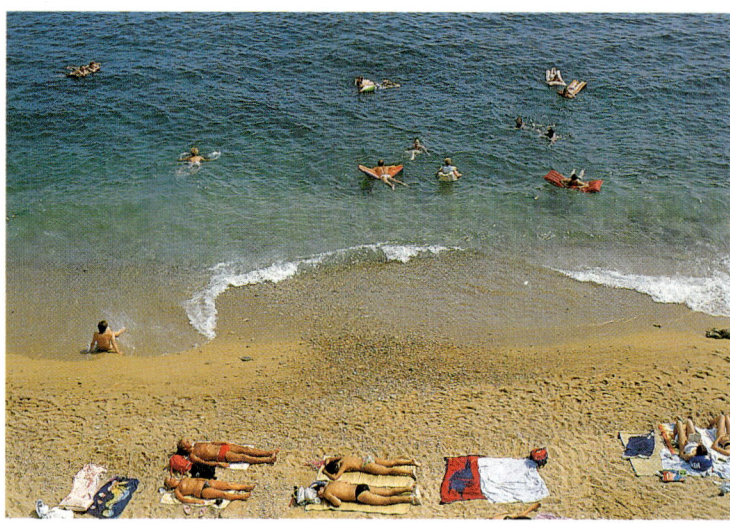

105 Würmer
106 Wunden
107 Zahnschmerzen

108 **Knoblauch für die Schönheit**

108 **Kosmetik von innen**

110 **Äußere Pflege**
110 Graue Haare
110 Haarausfall
111 Hände und Füße
111 Haut
112 Körpergeruch
112 Mundgeruch
112 Orangenhaut (Zellulitis)
113 Schuppen
113 Warzen
113 Zähne

Inhalt

Knoblauch in der Küche — *114*

Rezepte zum Variieren — *115*

Knoblauch ziehen und aufbewahren — *119*
Knoblauch im Garten oder auf dem Balkon — *119*
Knoblauch aufbewahren — *121*

Ein bärenstarker Bruder — *122*

Lauch ohne Hauch — *123*
Bärlauch liebt es schattig — *124*
Gewürz, Salat, Gemüse … — *124*
Pflückfrisch konservierte Medizin — *124*
Eine lange Geschichte — *125*

Literatur — *126*
Über dieses Buch — *126*
Register — *127*

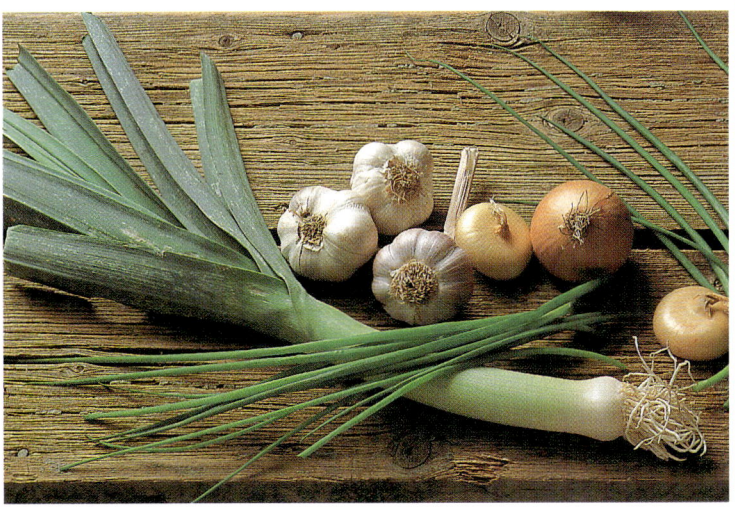

Die alten Griechen bezeichneten Knoblauch als »Stinkende Rose«, Pythagoras rühmte ihn hingegen als »König der Gewürze«.

Vorwort

Nicht nur gegen Vampire

Stinkewurzel, Knofel, Windwurzel, Stinkende Rose – diese Namen hat der Volksmund für den Knoblauch, und sie zeugen davon, dass die würzige Zwiebelpflanze wegen ihres intensiven Geruchs durchaus nicht nur Freunde hat. Doch ob man die Knolle nun hasst oder liebt – die medizinische Wirkung des Knoblauchs ist unbestritten.

Knoblauch hat sich im Kampf gegen Bakterien, Viren und Pilze bereits viele Male bewährt.

Er reinigt den Darm, senkt den Blutdruck und baut Giftstoffe in den Organen und Geweben ab. Er löst den Schleim in den Bronchien, fördert die Leber- und Gallentätigkeit, verhindert das Verkalken der Arterien und bremst das Wachstum bösartiger Tumore. Die Liste der wissenschaftlich abgesicherten medizinischen Effekte von Knoblauch wird länger und länger.

Das Zwiebelgewächs steht zwar schon seit jeher in dem Ruf, vom einfachen Schnupfen bis zu schwersten Leiden so ziemlich alles zu kurieren. Doch dank unzähliger Studien wissen wir heute, dass die unscheinbare Pflanze tatsächlich eine ganz erstaunliche Arznei ist, mit einer nahezu einzigartigen Heilwirkung.

Ärzte und Forscher aus aller Welt befassen sich mit dem intensiv duftenden Gewächs, das wie kaum ein anderes imstande ist, Bakterien, Pilze und Viren zu bekämpfen. Und nach und nach kommen die Experten den komplexen Inhaltsstoffen auf die Spur, die für die wertvolle medizinische Kraft verantwortlich sind. So konnten die Wissenschaftler in vielen klinischen Studien nachweisen, dass sich bei einer Ernährung mit Knoblauch Blutfette wie das Cholesterin und die Triglyzeride regulieren lassen.

Eine außerordentlich wichtige Entdeckung, schließlich kann dadurch das Risiko der Arterienverkalkung (Arteriosklerose) und somit auch von Herzinfarkt und Schlaganfall vermindert werden.

Die Fachleute haben neben Inhaltsstoffen, die Altersbeschwerden hinauszögern, weitere Substanzen aufgespürt, die bei einer ganzen Reihe von Leiden wirksam sind, so etwa bei Gelenk- und Muskelschmerzen, Blähungen, Hautunreinheiten, Fußpilz, Erkältungen und etlichen anderen Infektionskrankheiten. Selbst im Kampf gegen den Krebs und die Immunschwächekrankheit Aids trägt Knoblauch zur Stärkung der körpereigenen Abwehrkraft bei.

Kein Ersatz für den Arzt

Trotz seiner hervorragenden Eigenschaften ist Knoblauch natürlich kein Universalheilmittel. Und dieses Buch soll Sie auch nicht davon abhalten, einen Arzt oder Heilpraktiker aufzusuchen, wenn eine Behandlung erforderlich ist.

Es will vielmehr zeigen, wie Sie Knoblauch am besten und sinnvollsten verwenden, um Ihre Gesundheit zu erhalten – und um sich bei vielen alltäglichen Zipperlein selbst zu helfen.

Es ist auch nicht einerlei, in welcher Form die kräftige Naturarznei mit dem Körper Bekanntschaft macht: gekocht oder gebraten, als Pille oder Pulver, mit Essig, Wein oder Honig zubereitet oder einfach frisch zerkaut. Zahlreiche Beispiele werden Ihnen zeigen, wie Sie mit der würzigen Knolle am besten umgehen und welche Zubereitungsformen für Ihr konkretes Problem am geeignetsten ist.

Außerdem erfahren Sie alles über mögliche gesundheitliche Nebenwirkungen von Knoblauch – und die neuesten Erkenntnisse, ob und wie sich der intensive Geruch in Schach halten lässt.

Zu guter Letzt gibt es neben vielen medizinischen Knoblauchrezepturen auch noch einige kulinarische Tips und Anregungen, die schnell und einfach ausgeführt werden können.

Knoblauch leistet einen wertvollen Beitrag, gesund zu bleiben oder wieder gesund zu werden. Den Besuch beim Arzt kann er jedoch keinesfalls ersetzen.

Medizin für viele Leiden

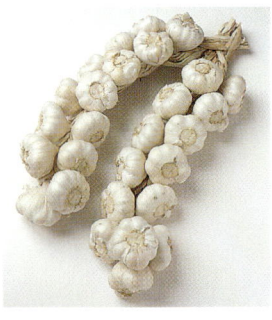

> Der durchdringende schwefelartige Geruch und der kräftige Geschmack waren wohl der Grund dafür, dass man der unscheinbaren Knolle dereinst Zauberkräfte zuschrieb. Man glaubte, mit Knoblauch sei man praktisch gegen alles gewappnet, gegen Würmer, Zahnschmerz und Schlangenbiss, gegen Schwindsucht, Pest und Cholera.

Knoblauch, Knublich, Knofel, Stinkerzwiebel, Liebeswurz.

»Und ich bin herniedergefahren, dass ich sie errette aus der Ägypter Hand und sie herausführe aus diesem Lande in ein gutes und weites Land, in ein Land, darin Milch und Honig fließt.«

Ex 3,8

Zahlreiche Zeugnisse, wie alte Schrifttafeln, Papyrusrollen oder Gräberfunde, belegen, dass lange vor Christi Geburt bereits die Chinesen, Inder, Ägypter, Japaner, Griechen und Römer Knoblauch nicht nur als Nahrungsmittel und Würze, sondern auch als Medizin schätzten.

Die alten Griechen und Römer beispielsweise verwendeten Knoblauch als Heilmittel für hunderte verschiedener Leiden. Der griechische Arzt Hippokrates (460–375 v. Chr.) verordnete Knoblauch bei Darmerkrankungen, Wasseransammlungen im Körper, bei Lepra, Epilepsie und Brustschmerzen.

Dioskurides, der »Vater der Pharmacie« (1. Jh. n. Chr.), empfahl in seiner »Materia medica« Knoblauch gegen Schlafsucht, blutunterlaufene Augen, Hautkrankheiten, entzündete Füße, Husten, Blutspucken, Wassersucht, Würmer und giftige Schlangenbisse.

Ein Jahrhundert nach Christus zeichnet der römische Geschichtsschreiber und Naturkundler Plinius der Ältere 61 verschiedene Beschwerden auf, die mit Knoblauch zu kurieren sind. Neben vielen anderen Krankheiten sind das Asthma, Geschwüre, Gelbsucht, Lymphknotenerkrankungen, Wahnsinn,

Zwerchfellentzündung, Katarrh, Heiserkeit, Kopfschmerzen, Krämpfe, Eingeweidebrüche und Leberflecke.

Auch Galen (Claudius Galenus, 129–199 n. Chr.), neben Hippokrates der berühmteste Arzt der Antike, empfahl Knoblauch bei allerlei Krankheiten. Von ihm stammt das Rezept, zermahlenen Knoblauch mit Mehl zu mischen und auf eitrige Wunden zu legen. Das soll nach Bissen von Raubtieren, Giftschlangen und tollen Hunden hilfreich sein.

Knoblauch gegen Pest und Feindschaft

Die heilige Hildegard von Bingen (1099–1179) nahm Knoblauch gegen Gelbsucht. Der Talmud, die heilige Schrift der Juden, preist die sättigende Zwiebelpflanze, die den Körper wärmt, das Gesicht strahlen lässt, den Samenfluss steigert und Eingeweidewürmer tötet – und erwähnt auch das Gefühl des Wohl-

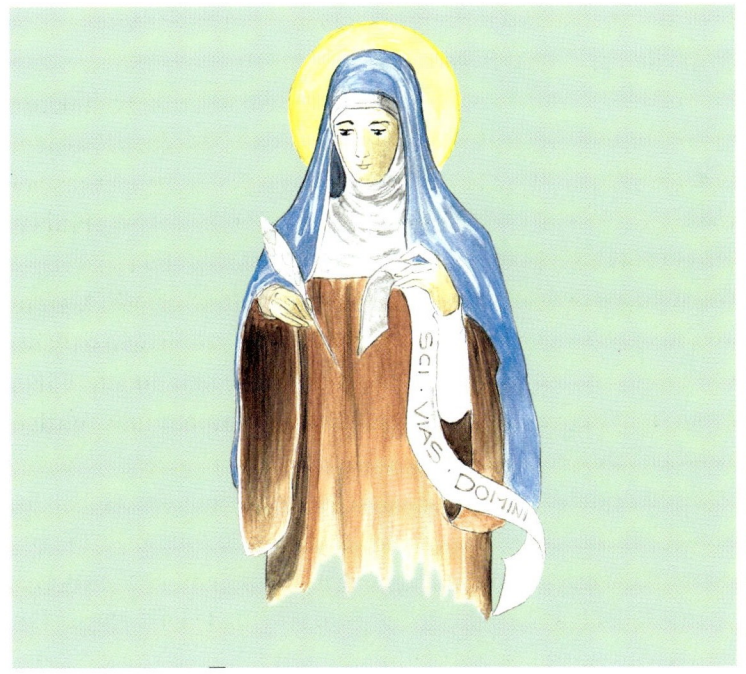

Die naturwissenschaftlichen Schriften der heiligen Hildegard von Bingen sind kulturgeschichtlich bedeutsam.

Die alten Ägypter kannten und schätzten die Heilwirkung des Knoblauchs bereits vor über 5000 Jahren. Sie gaben ihn ihren Sklaven zu essen, die um 3000 v. Chr. die große Pyramide von Giza bauten, weil sie glaubten, er würde ihnen Kraft und Ausdauer verleihen.

behagens, das Knoblauch bei manchen Menschen auslöst, dass er die Liebe fördert und Feindschaft vertreibt.

Gegen Ende des 18. Jahrhunderts verwendeten die Franzosen Knoblauch als wirksames Vorbeugemittel gegen die Pest. In England wurde König Heinrich V. bei seiner Geburt mit Wein und Knoblauch gesalbt. Es war damals üblich, die Lippen eines Neugeborenen mit Knoblauch einzureiben. Das sollte antiseptisch und stimulierend zugleich wirken.

In beiden Weltkriegen setzte man in den Schützengräben Knoblauch gegen Wundfäule, Infektionen, Vergiftungen und Ruhr ein. Der Missionsarzt Dr. Albert Schweitzer behandelte mit Knoblauch Anfang des Jahrhunderts in Afrika Menschen, die an Cholera, Typhus und Amöbenruhr erkrankt waren.

In Russland war und ist Knoblauch ein so beliebtes Heilmittel, dass man ihn andernorts sogar als »russisches Penizillin« bezeichnet.

In den Balkanländern gilt Knoblauch auch heute noch als Symbol der Fruchtbarkeit. Und die Bulgaren, ein Volk mit auffallend vielen Hundertjährigen, die Knoblauch und Joghurt als Lebenselixier betrachten, zählen zu den Gesündesten und langlebigsten Menschen der Erde.

Eine natürliche Alternative

Glaubt man der Volksheilkunde, dann kann Knoblauch nahezu alle Gebrechen und Zipperlein heilen, und er ist fast so etwas wie ein Wundermittel. Das stimmt so sicher nicht. Doch in vielen Fällen ist die unscheinbare Knolle eine der besten natürlichen Alternativen zu den schwereren Geschützen der Pharmaindustrie. Vieles von dem, was Freunde der Knoblauchzwiebel in früherer Zeit nur ahnen konnten, lässt sich heute mit modernsten analytischen Methoden und in zahlreichen klinischen Versuchen an Mensch und Tier beobachten und nachweisen.

Eine Pflanze Sibiriens

NACHGEWIESENE WIRKUNGEN DES KNOBLAUCHS

* Er senkt die Blutfettwerte.
* Er verbessert die Fließfähigkeit des Blutes.
* Er verhindert, dass die Blutplättchen verkleben.
* Er verzögert die vorzeitige Blutgerinnung.
* Er beugt der Gefäßverkalkung vor.
* Er hält die Arterien von Ablagerungen frei.
* Er reguliert den Blutdruck.
* Er senkt den Blutzuckerspiegel.
* Er bekämpft Bakterien, Pilze, Viren und andere Mikroorganismen.
* Er schützt die Körperzellen vor freien Radikalen.
* Er stärkt die körpereigene Immunabwehr.
* Er stimuliert die Schleimhäute und inneren Drüsen.
* Er aktiviert den gesamten Stoffwechsel.
* Er regt die Leber- und Gallentätigkeit an.
* Er hemmt Gärungsprozesse im Darm.
* Er blockiert das Wachstum von Tumoren.
* Er unterstützt den Körper, B-Vitamine aufzunehmen.
* Er mildert depressive Verstimmungen, Kopfschmerzen und Abgeschlagenheit.
* Er steigert die Vitalität.

Was ist das für eine Pflanze?

Knoblauch ist eine der ältesten Kulturpflanzen überhaupt. Man nimmt an, dass er in der kirgisischen Wüstenregion Sibiriens beheimatet ist. Von dort gelangte er über China, Indien und den Vorderen Orient nach Europa. Der Knoblauch, der bei uns erhältlich ist, stammt meist aus südeuropäischen Ländern, häufig aus Italien, Spanien und Frankreich.

Knoblauch ist zwar kein Allheilmittel, beeinflusst aber unser gesamtes Körpersystem positiv.

Auch die Blätter des Knoblauchs sind essbar, der wichtigste Teil der Pflanze ist jedoch die Zwiebel oder Knolle.

Zu seinen – ebenfalls kultivierten – Verwandten gehören Zwiebel, Lauch, Schalotte und Schnittlauch. Was es mit dem wilden Knoblauch, dem »Bärlauch« auf sich hat, das ist ein Kapitel für sich (siehe Seite 122ff.).

Der botanische Name der Knoblauchpflanze lautet »Allium sativum«. »Allium« steht für »Knoblauch«, »sativum« für »angebaut«. Das deutsche Wort Knoblauch kommt aus dem althochdeutschen und heißt soviel wie »gespaltener Lauch«.

30 bis 60 Zentimeter, mitunter sogar bis zu einem Meter wird die Pflanze hoch. Aus einer weißen bis violetten Zwiebel wächst eine laucharige Stange. Deren flache, graugrüne Blätter sind zwar ebenfalls – wie Schnittlauch – essbar, der wichtigste Teil der Pflanze aber ist die unterirdisch wachsende Zwiebel. Man nennt sie auch Knolle (obwohl sie im streng botanischen Sinne keine Knollenpflanze ist). Ihre vier bis zwanzig länglich gekrümmten Nebenzwiebeln, die »Zehen«, enthalten jene Wirkstoffe, die den Knoblauch zu einem ganz erstaunlichen Heilmittel machen.

Geheimnisvolles Vielstoffgemisch

Mehr als 200 verschiedene Substanzen stecken im Knoblauch. Darunter Vitamine, Aminosäuren, Enzyme, Mineralien und Spurenelemente. Diese und andere Erkenntnisse verdanken wir der modernen Wissenschaft. Der Knoblauch gehört zwar zu den weltweit am besten erforschten Heilpflanzen, dennoch sind längst (noch) nicht alle seine Geheimnisse gelüftet. Denn Pflanzen sind natürliche Vielstoffgemische, deren einzelne Inhaltsstoffe nur sehr schwer zu isolieren sind.

Noch in den dreißiger Jahren waren einige Forscher fest davon überzeugt, dass Knoblauch lediglich durch seinen hohen Gehalt an Vitaminen und Mineralien medizinische Kräfte erlangt. In jüngster Zeit werden immer neuere und spektakuläre Entdeckungen bekannt. Bis vor kurzem noch galt als unumstößlich, dass der Hauptwirkstoff eine schwefelhaltige Substanz ist, nämlich das Allizin. In reiner Form ist das Allizin eine ölige, farblose Flüssigkeit, die den typischen Geruch von frischem Knoblauch hat. Durch den Stoffwechsel entstehen aus dem Allizin weitere Umwandlungsprodukte, darunter Ajoene und verschiedene Sulfide. Unlängst konnten Wissenschaftler weitere Inhaltsstoffe im Knoblauch – übrigens auch in der Küchenzwiebel – nachweisen, von denen man bisher annahm, dass sie in Lauchgewächsen nicht enthalten sind. Diese schwefelfreien und geruchlosen Inhaltsstoffe, die Allium-Saponine, haben den Studien zufolge nicht nur cholesterin- und blutdrucksenkende Effekte. Sie sollen überdies bestimmte Pilzarten unschädlich machen.

Trotz intensiver Forschungen hat der Knoblauch längst noch nicht alle seine Geheimnisse preisgegeben.

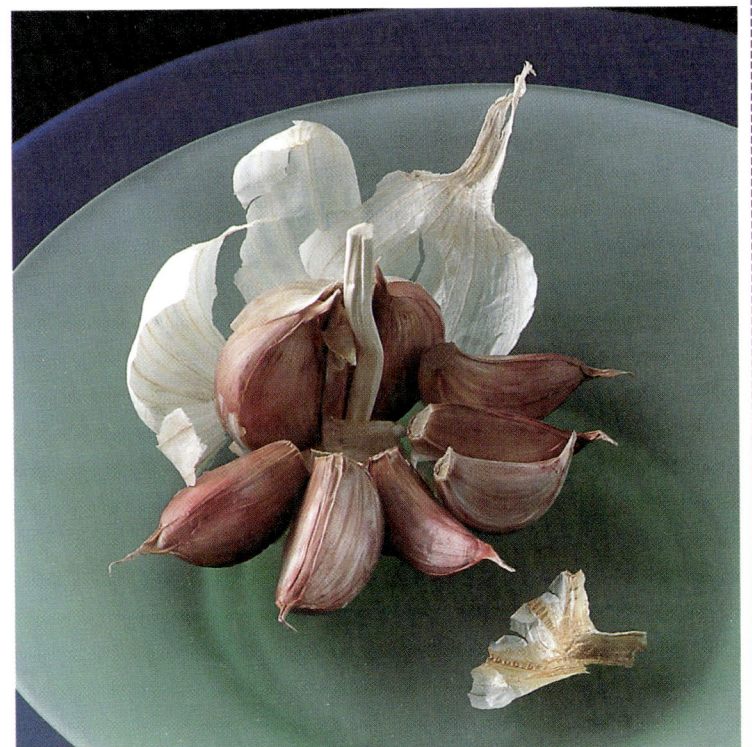

Knoblauch enthält zahlreiche Vitamine, Fermente und Sulfide.

Mehr als nur Vitamine

Welche der rund 200 nachgewiesenen Substanzen für die eine oder andere Wirkung ausschlaggebend sind, darüber sind die Fachleute nach wie vor unterschiedlicher Auffassung. Es gibt zwar mittlerweile eine beachtliche Zahl von pharmakologischen und klinischen Studien – die Experten in den verschiedenen Ländern kommen darin aber zu teils widersprüchlichen Ergebnissen. Übereinstimmung herrscht jedoch bei der Annahme, dass an der medizinischen Durchschlagskraft des Knoblauchs noch weitere interessante Inhaltsstoffe beteiligt sind. Einige von ihnen sind möglicherweise noch unentdeckt. So kann die würzige Knolle in den nächsten Jahren noch für einige Überraschungen sorgen, bis alle ihre Geheimnisse gelüftet sind.

Rund 200 verschiedene wirksame Substanzen sind mittlerweile nachgewiesen.

EIN COCKTAIL AUS VITALSTOFFEN

Der Knoblauch enthält neben dem medizinisch wirksamen Allizin und den Allium-Saponinen Vitalstoffe wie:

* Vitamine: A (Retinol), B_1 (Thiamin), B_2 (Riboflavin), Niazin, Pantothensäure, B_6 (Pyridoxin), C (Askorbinsäure), D (Kalziferol), E (Tokopherol) und K (Phyllochinon).

* Enzyme, unter anderem Alliinase und das Koenzym Q10 (Ubichinon), ein Bestandteil der Atmungskette.

* Mineralstoffe und Spurenelemente wie Aluminium, Barium, Bor, Chrom, Eisen, Germanium, Jod, Kieselsäure, Kobalt, Kupfer, Lithium, Magnesium, Mangan, Molybdän, Natrium, Phosphor, Selen und Zink.

* Außerdem Substanzen, die an den Stoffwechselprozessen entscheidend mitwirken.

* Hormonartige Substanzen, die den männlichen und weiblichen Sexualhormonen ähneln.

Neben Allizin und Allium-Saponinen sind Vitamine, Enzyme, Mineralstoffe, Spurenelemente und hormonartige Substanzen im Knoblauch zu finden.

Die rohe Zehe hat es in sich

Wer argen Schnupfen hat, reibe sich die Fußsohlen mit zerdrücktem Knoblauch ein. Wen der Zahnschmerz plagt, stecke eine Zehe ins Ohr. Vor Montezumas Rache bewahrt den Reisenden frischer Knoblauchsaft. Trübe Gedanken vertreibt ein Tässchen heißer Knoblauchtee. Knoblauchdämpfe tief eingeatmet befreien das Blut von Giftstoffen. Gebackener Knoblauch verhindert Blähungen. Bei Hämorrhoiden hilft eine Knoblauchzehe als Zäpfchen…

Die Volksmedizin kennt viele Möglichkeiten, die gesundheitsfördernden Effekte des Knoblauchs zu nutzen. Der einfachste Weg ist jedoch, die Zehen roh zu essen. In dieser Form kann der frische Knoblauch auch die meisten Wirkstoffe freisetzen. Aber: Um sicher zu gehen, dass der gesundheitliche Nutzen von Dauer ist, sollte täglich eine gleichbleibende Menge der Wirkstoffe eingenommen werden. Dies kann bedeuten, dass man eine Zeit lang täglich gleich mehrere rohe Knoblauchzehen futtern muss – je nachdem, welche Effekte damit erzielt werden sollen. Doch das ist allein schon wegen der Geruchsbildung nicht jedermanns Sache.

Um einen therapeutischen Effekt zu erzielen, muss jeden Tag die gleiche Menge an Wirkstoffen eingenommen werden.

Den »Stinker« überlisten

»Knoblauch macht einsam« spötteln die Feinde der Knolle. Denn jeder, der Knoblauch isst, und sei es nur als Gewürz in einer Mahlzeit, gibt allmählich über seinen Atem und die Ausdünstung der Haut eine unverkennbare Duftnote von sich. Der penetrante Geruch allein ist für viele der Grund, weshalb sie auf das Heil- und Würzmittel lieber verzichten.

Wer als »Knoblauchfresser« unerkannt bleiben will, muss sich schon etwas einfallen lassen. Wie einst die alten Römer, die überzeugt waren, dass Knoblauch sein Aroma zurückhält, wenn sie ihn bei Neumond pflanzen – und ihn ernten, wenn der Mond der Erde am nächsten ist.

Der intensive Knoblauchatem schreckt nicht nur Vampire ab, sondern meistens auch die Mitmenschen. Mit zahlreichen Tricks versuchen die Freunde der aromatischen Knolle daher seit jeher, den Duft zu bekämpfen.

Medizin für viele Leiden

Im Kampf gegen den Duft sind der Fantasie keine Grenzen gesetzt. Der Erfolg der Bemühungen hält sich allerdings in Grenzen.

Viele Knoblauchfreunde setzen auf altbekannte Hausmittel: Sie kauen Gewürznelken, Zimtstangen, zerbeißen Kümmel, Korianderkörner oder geröstete Kaffeebohnen. Andere essen einen frischen Apfel, trinken Milch, starken Kaffee oder Rotwein. Oder sie versuchen mit einem Löffel Honig den Duft zu mildern.

Manche putzen die Zähne mit Salz oder lutschen ein Stück Zitrone, um den Atem zu reinigen. Oder sie verlassen sich darauf, dass Knoblauch, mit Tomaten- oder Orangensaft eingenommen, seinen Duft im Zaum hält. Auch schnelles Runterschlucken soll den »Stinker« unter den Liliengewächsen überlisten. Manche versuchen die Wirkung abzuschwächen, indem sie den Knoblauch ganz hinten auf die Zunge legen. Bei dem Versuch, die Duftnote zu unterdrücken, sind der Fantasie keine Grenzen gesetzt. All diese Methoden sind wohlgemerkt bekannte Hausmittel – aber nicht unbedingt bewährte.

WARUM RIECHT KNOBLAUCH ÜBERHAUPT?

Ein Enzym ist für das Aroma verantwortlich: Die Alliinase verwandelt das geruchlose Alliin in Allizin. Dabei entstehen der bekannte Duft und Geschmack.

Sobald die Knoblauchzehe zerschnitten, zerdrückt oder auf andere Weise »verletzt« wird, geschieht etwas, das möglicherweise von der Natur zum Schutz der Pflanze vor Schädlingen vorgesehen ist: Das im Knoblauch enthaltende Enzym Alliinase verwandelt das bis dahin geruchlose Alliin in Allizin. Erst durch diesen Zersetzungsprozess entsteht der intensive Duft und der scharfe Geschmack des Knoblauchs. Das Allizin (ein Thiosulfinat) und seine neugeformten Bestandteile führen dann im Laufe des Stoffwechsels im Körper zu einer mehr oder weniger starken Geruchsbildung, die davon abhängt, in welcher Form die Knoblauchzehen zugeführt werden, ob frisch, alt, roh oder gekocht, als Pille oder Pulver, als Kapsel oder Saft.

Wie auch immer man nun versucht, den Knoblauchgeruch zu bekämpfen, es bleibt meist nur bei dem Versuch, die Knofelfahne zu unterdrücken. Daher liegt es nahe, dass Sie sich, und vor allem auch Ihre Umwelt, an den lästigen Geruch zu gewöhnen versuchen. Oder besser noch, raten Sie den Menschen in Ihrer nächsten Umgebung einfach selbst zum Genuss des gesunden »Stinkers«. Überzeugen Sie die Personen Ihres Bekanntenkreises am besten von den außergewöhnlichen Wirkungsweisen des Knoblauchs.

Gegen Knoblauch ist kein Kraut gewachsen

So ziemlich alle Tricks, mit denen man den üblen Duft in Schach halten will, helfen in der Tat nur wenig. Dazu zählt auch der wissenschaftlich fundiert klingende Rat, Knoblauch zusammen mit chlorophyllreichen Pflanzen wie frischen Brennnesseln, Petersilie oder Majoran oder grünem Salat zu essen. Dass es dennoch zur Geruchsbildung kommt, liegt einfach daran, dass die ätherischen Öle und die im Stoffwechselprozess zerlegten Substanzen durch Blut und Gewebe in die Luftwege gelangen und bei jedem Atemzug ausgeschieden werden. Mit einem einfachen Versuch können Sie dies selbst testen: Reiben Sie Ihre nackte Fußsohle mit einer frischen Knoblauchzehe ein. Nach einer Weile wird Ihr Atem nach Knoblauch riechen, obwohl Sie keinen gegessen haben.

Da die Duftfahne nicht allein aus dem Mund kommt, sondern durch alle Poren der Haut, gibt es eigentlich nur ein Mittel, den Geruch erträglich zu machen: Die Mitmenschen essen ebenfalls Knoblauch. Denn wer selbst Knoblauch verzehrt, nimmt die Fahne seines Gegenübers nicht wahr.

Im Übrigen kommt es bei der Stärke der Geruchsbildung auch darauf an, wie die individuelle Stoffwechsellage ist. Wer rasch ins Schwitzen kommt, wird auch schnell eine größere Knoblauchfahne vor sich hertragen.

Leider hilft keines der Hausmittel wirklich, den Knoblauchgeruch zu verhindern.

Knoblauch im Einsatz

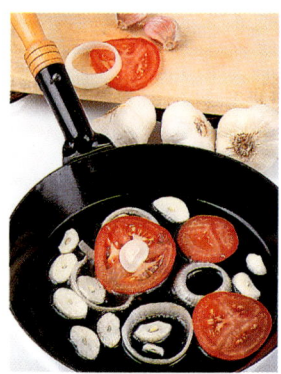

Ob Knoblauch beim Erhitzen an Heilkraft verliert oder gewinnt, ist unter Wissenschaftlern noch nicht geklärt.

Da die einzigartige Konzentration und Vielfalt der Inhaltsstoffe den Forschern noch immer einige Rätsel aufgeben, kann bis heute kein Experte genau sagen, welche Anwendungsform nun tatsächlich den größten Nutzen bringt. Man sollte also am besten die verschiedenen Möglichkeiten kombinieren.

Beim Kochen oder Braten wird z. B. das Allizin weitgehend zerstört. Der Knoblauch schmeckt dann zwar weniger scharf als in rohem Zustand – ihm fehlt aber auch ein wichtiges Element seiner Heilkraft. Davon sind jedenfalls eine ganze Reihe von Fachleuten überzeugt. Andere halten dagegen, Allizin werde vom Körper während der Verdauung neu gebildet.

Einige amerikanische Wissenschaftler empfehlen ausdrücklich den erhitzten Knoblauch als Beigabe zur Mahlzeit, um Herzinfarkt und Schlaganfall vorzubeugen. Denn durch das Erwärmen, so zeigen ihre Forschungsergebnisse, werden einige natürliche chemische Substanzen im Knoblauch schneller freigesetzt. Hierzu zählt beispielsweise das Ajoen, das die Verklebung der Blutplättchen verhindern soll. Säurehaltige Nahrungsmittel wie Essig oder Tomaten fördern diesen Umwandlungsprozess.

Allerdings: Wird Knoblauch in sehr heißem Fett gebraten, verliert er Inhaltsstoffe, die gerade für die gesundheitlichen Effekte wichtig sind. Daher sollten Sie ihn nur ganz sanft anbräunen, damit er nicht anbrennt – und obendrein bitter schmeckt. Beim Kochen oder Braten wird ein großer Teil des Allizins zerstört, dafür werden andere Substanzen wie das Ajoen schneller freigesetzt.

Knoblauchrezepturen

Regelmäßig Knoblauch zu essen ist auf alle Fälle gesund, ob Sie ihn nun kochen, braten oder kalt unter Quark und Salatsaucen mischen. Leckere Rezepte finden Sie in einem separaten Kapitel (siehe Seite 115–118). Es gibt jedoch auch einige Knoblauchrezepturen, die Sie bei konkreten Beschwerden einsetzen können. Die wichtigsten Zubereitungsarten finden Sie hier.

Knoblauchessig

Um Knoblauchessig herzustellen oder um Knoblauch in Essig zu konservieren, eignet sich ein guter Weinessig aus Weißwein oder Rotwein oder ein natürlich vergorener Obstessig. Essig enthält eine Fülle von Vitaminen und Mineralstoffen. Verwenden Sie möglichst keinen chemisch hergestellten Essig (Essigessenz).

Mischungsverhältnis: Eine rohe Zehe auf eine Tasse Essig.
Zubereitung: Zerteilte Knoblauchzehen in eine weithalsige Flasche geben, mit Obst- oder Weinessig auffüllen. Zwei bis drei Wochen gut verschlossen ziehen lassen. Danach den Knoblauch abseihen. Den Essig in eine dunkle Flasche umfüllen und kühl aufbewahren.
Anwendung: Die Essigtinktur eignet sich für nahezu alle äußerlichen Anwendungen, zum Einreiben bei Hautunreinheiten ebenso wie bei Muskel- und Gelenkbeschwerden, für Kompressen bei Atemwegsbeschwerden oder zum Entfernen von Hühneraugen, Schwielen und Warzen. – Pur oder verdünnt, nach Bedarf mehrmals täglich, auf die betroffene Körperstelle auftragen oder einmassieren.

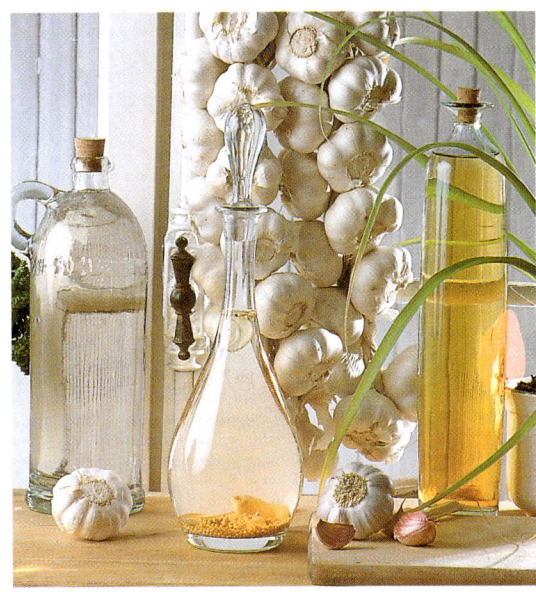

Knoblauchessig lässt sich schnell und einfach herstellen.

Innerlich angewendet hilft Knoblauchessig bei Erkältungskrankheiten, Magen-Darm-Problemen, Blasenschwäche, zur Stoffwechselanregung und bei schwacher Immunabwehr. – Zwei bis drei Teelöffel über den Tag verteilt mit etwas Wasser zu den Mahlzeiten einnehmen.

Knoblauchhonig

Honig und Knoblauch ergänzen sich in idealer Weise. Denn Honig besitzt selbst hervorragende gesundheitsfördernde Eigenschaften. In ihm stecken neben dem Frucht- und Traubenzucker viele wertvolle Inhaltsstoffe, wie Vitamine und Mineralien.

Mischungsverhältnis: Ein Liter Knoblauchtinktur auf eine Tasse Honig.

Zubereitung: Die Knoblauchtinktur (siehe Seite 28) mit dem Honig mischen. Vor Gebrauch einige Stunden ziehen lassen.

Anwendung: Bei Erkältungskrankheiten, Müdigkeit und Schwächezuständen stündlich einen Teelöffel Knoblauchhonig einnehmen.

Knoblauchöl

Zur Herstellung von Knoblauchöl sind Pflanzenöle eine gute Basis, denn sie liefern wichtige fettlösliche Vitamine und lebensnotwendige (essenzielle) Fettbestandteile. Besonders wertvoll sind kaltgepresste Öle wie Borretschöl, Distelöl, Hanföl, Kürbiskernöl, Leinöl, Maiskeimöl, Olivenöl, Schwarzkümmelöl, Sonnenblumenöl, Traubenkernöl oder Weizenkeimöl. Diese Öle enthalten hochungesättigte Fettsäuren und haben unter anderem einen positiven Einfluss auf die Blutzirkulation, auf die Haut, auf das Immunsystem und viele Vorgänge des Stoffwechsels.

Mischungsverhältnis: Eine mittelgroße Knoblauchknolle auf einen Liter Öl.

Beachten Sie

Der Honig sollte nicht stark erwärmt werden. Temperaturen über 45 °C zerstören die hitzeempfindlichen Vitamine und Enzyme und er verliert seine Heilkraft.

Zubereitung: Knoblauchzehen schälen und längs halbieren. In eine trockene Flasche geben und mit Öl auffüllen. Luftdurchlässig verschließen. Vor Gebrauch einige Tage ziehen lassen.
Anwendung: Vor oder mit den Mahlzeiten einnehmen gegen Würmer, bei Leibschmerzen, bei Schleimhautentzündungen von Magen und Darm.

Bei Muskel- und Gelenkbeschwerden, Erkältungskrankheiten, Husten, Insektenstichen und Ohrenschmerzen die entsprechenden Stellen einreiben.

Tipp

Knoblauchöl portionsweise verwenden: Knoblauchölkapseln in der Apotheke kaufen, die Hülle mit einer Nadel anstechen und das Öl herausdrücken.

HALTBARKEIT VON KNOBLAUCHÖL

In Öl eingelegte Knoblauchzehen sollten nicht länger als zwei Wochen aufgehoben werden. Lagern Sie die Flasche unbedingt an einem kühlen und dunklen Ort. Sie muss luftdurchlässig verschlossen sein (am besten mit einem Tuch abdecken), damit sich keine Botulismus-Bakterien entwickeln können, die in sauerstofffreiem Milieu gedeihen. Das Gift dieser gefährlichen Erreger ist weder am Geruch noch am Geschmack zu erkennen. Es kann bereits in kleinsten Mengen schwerste Nahrungsmittelvergiftungen hervorrufen.

Auch Knoblauchzubereitungen mit Butter oder Margarine sollten stets kühl aufbewahrt werden.

Knoblauchsaft

Mischungsverhältnis: Zehen von mehreren Knollen.
Zubereitung: Die geschälten Knoblauchzehen in einen elektrischen Entsafter geben. Saft möglichst nicht länger als zwei bis drei Tage im Kühlschrank aufbewahren.
Anwendung: In kleinen Mengen zum Trinken, mit Wasser verdünnt zum Gurgeln. Als Zugabe zu Bädern, Auflagen oder Einläufen. Bei Erkältungskrankheiten, Verdauungsstörungen,

Knoblauchöl nicht zu stark erhitzen, damit die wertvollen Fette und fettlöslichen Vitamine erhalten bleiben.

Magen-Darm-Infekten, Gelenk- und Muskelschmerzen und anderen gesundheitlichen Beschwerden, für die roher Knoblauch in Frage kommt.

Knoblauchsalbe

Knoblauch hilft bei Verstauchungen und lindert schmerzende Muskeln und Gelenke.

Als Salbengrundlage eignet sich bei Knoblauch besonders Vaseline. Diese nichtorganische Substanz hat den Vorteil, dass sie selbst nicht von der Haut aufgenommen wird. Sie dient lediglich als Trägersubstanz für die ätherischen Wirkstoffe des Knoblauchs.

Mischungsverhältnis: Eine rohe Knoblauchzehe auf 100 Gramm Salbengrundlage (Vaseline).

Zubereitung: Zerdrückten Knoblauch mit Vaseline mischen, unter stetigem Umrühren langsam erhitzen und zum Kochen bringen. Kurz abkühlen lassen, dann die Flüssigkeit durch ein feines Gazetuch in einen trockenen Glasbehälter gießen. Nach dem vollständigen Abkühlen gut verschließen und kühl aufbewahren. Die Salbe ist etwa ein halbes Jahr haltbar.

Anwendung: Bei Verstauchungen, Muskel- und Gelenkbeschwerden mit der Salbe einreiben.

KNOBLAUCHZUBEREITUNGEN AUFBEWAHREN

Benzoe-Tinktur konserviert Salben, die auf der Basis von Schweineschmalz zubereitet werden.

Fette Zubereitungen sollten stets kalt aufbewahrt werden, damit sich keine Bakterien darin bilden. In einigen überlieferten Rezepturen wird traditionell Schweineschmalz als Salbengrundlage empfohlen. Das tierische Fett wird von der Haut zwar gut aufgenommen, da es sich hierbei aber um einen leicht verderblichen Grundstoff handelt, sollten bei dieser Zubereitungsform unbedingt einige Tropfen Benzoe-Tinktur (in der Apotheke erhältlich) hinzugefügt werden. Fünf Tropfen auf 100 Gramm Salbe sind ausreichend.

Knoblauchsirup

Knoblauchsirup ist auch für Kinder eine schmackhafte Arznei. Der Zucker kaschiert den kräftigen Geschmack.
Mischungsverhältnis: Ein Teil Knoblauchtinktur auf drei Teile Sirup.
Zubereitung: Einen halben Liter Wasser mit einem Pfund braunen Zucker aufkochen. Von der Herdplatte nehmen und mit Knoblauchtinktur (siehe Seite 28) mischen. Den Knoblauchsirup im Kühlschrank aufbewahren.
Anwendung: Sirup ist ideal zum Gurgeln bei Erkältungskrankheiten.

Sirup mit eingelegten Knoblauchzehen

Mischungsverhältnis: Eine Handvoll frische Knoblauchzehen.
Zubereitung: Ganze geschälte Knoblauchzehen mit Wasser bedeckt garen. Zehen herausnehmen, in einen Glasbehälter geben. Das restliche Wasser mit der gleichen Menge Essig auffüllen und mit etwas Honig abschmecken, heiß werden lassen und über die gegarten Knoblauchzehen gießen. In einem verschlossenen Behälter einige Stunden ziehen lassen.
Anwendung: Täglich eine Zehe mit etwas Sirup vor dem Essen verzehren.

Knoblauchtee

Mischungsverhältnis: Eine rohe Knoblauchzehe auf eine Tasse Wasser. Die Menge des Wasser kann je nach gewünschter Stärke variieren.
Zubereitung: Knoblauchzehe zerdrücken, in ein Glas oder Porzellangefäß geben (kein Aluminium oder Eisen), mit kochendem Wasser übergießen. 15 Minuten ziehen lassen, abseihen. Für einen kräftigen Tee die Knoblauchzehen einer ganzen Knolle zerdrücken und gut mit Wasser bedeckt kurz aufkochen lassen.

Die Zubereitungsformen und ihre Anwendung können stark variieren: Knoblauchsirup zum Gurgeln, eingelegte Knoblauchzehen zum Essen und Knoblauchtee zum Trinken, als Umschläge oder Badezusatz.

Knoblauch im Einsatz

Anwendung: Täglich eine halbe Tasse langsam in kleinen Schlucken trinken. Bei Erkältungen, Bronchitis und asthmatischen Anfällen. Bei Schmerzen und Entzündungen mit Knoblauchtee getränkte Umschläge oder Kompressen. Auch als Badezusatz geeignet.

Knoblauchtinktur

In Russland verwendet man für die Zubereitung von Knoblauchtinktur gepfefferten Wodka.

Während beim Aufbrühen von Knoblauchtee nur die wasserlöslichen Wirkstoffe freigesetzt werden, kann man mit Alkohol noch ganz andere Inhaltsstoffe aus der Pflanze herausholen. Der Alkohol konserviert die wertvollen Substanzen auf natürliche Weise.

Mischungsverhältnis: Eine Hand voll frische Knoblauchzehen auf einen Liter klaren Schnaps (z. B. Wacholderschnaps).

Zubereitung: Die Zehen schälen, in Scheiben schneiden, in ein Glas geben und mit mindestens 45-prozentigem Alkohol aufgießen. Das Glas luftdicht verschließen, zwei Wochen lang an einem warmen Ort aufbewahren, gelegentlich schütteln. Danach den Inhalt durch einen Kaffeefilter oder ein Teesieb gießen und die Flüssigkeit in dunkle Flaschen abfüllen.

Knoblauchtinktur – ein altbewährtes Hausrezept gegen vielerlei Beschwerden.

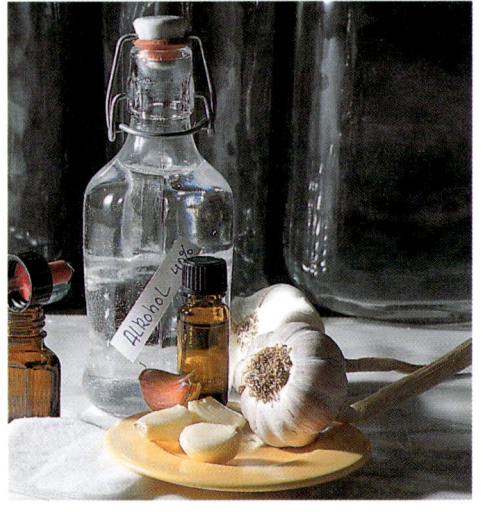

Anwendung: Dreimal täglich 5 bis 15 Tropfen vor dem Essen einnehmen. Je nach Stärke sollten sie mit einem Teelöffel kaltem Wasser oder in einer Tasse heißem Wasser genommen werden. Knoblauchtinktur ist desinfizierend und blutreinigend, wirkt appetitanregend, entzündungshemmend, krampflösend, blutdruckregulierend, abwehrstärkend, kreislauffördernd und hemmt die allgemeine Gefäßverkalkung.

Knoblauchtinktur eignet sich auch äußerlich zum Einreiben, für Kompressen oder zum Gurgeln.

Schmackhafte Mischung mit Wein

BESONDERHEIT DER HAUSGEMACHTEN TINKTUR

Diese selbstgemachte Tinktur ist nicht mit den handelsüblichen Tinkturen zu verwechseln, die nach dem Deutschen Apothekerbuch (DAB) angefertigt werden. Dort wird mindestens 70prozentiger Alkohol verwendet. Für sie gilt: Tinktur niemals pur! Derlei Zubereitungen müssen dann im Verhältnis 4:1 verdünnt werden: Vier Teile Wasser auf einen Teil Tinktur.

Für die selbsthergestellte Tinktur wird 45-prozentiger Alkohol verwendet, Tinkturen aus dem Handel dagegen sind wesentlich stärker und müssen vor der Anwendung unbedingt verdünnt werden!

Knoblauchtonikum

Das ist eine recht schmackhafte Arznei. Sie hält sich etwa drei bis vier Monate. Für das Knoblauchtonikum eignet sich Rotwein ebenso wie Weißwein.
Mischungsverhältnis: Eine Handvoll frischer Knoblauchzehen auf einen Liter Rot- oder Weißwein.
Zubereitung: Knoblauchzehen zerkleinern, in einen Tonkrug geben und mit Wein übergießen. Den Krug gut verschließen und an einem kühlen (!) Platz zwei Wochen ziehen lassen.
Anwendung: Bei Bedarf täglich ein Likörglas in kleinen Schlucken trinken. Tonikum auf Rotweinbasis wegen seiner Analogie zum Blut bei allen Beschwerden, die mit Herz und Blutzirkulation zu tun haben. Weißweintonikum bei Problemen mit der Verdauung, Blasen- und Nierenschwäche sowie bei Störungen von Leber und Gallenwegen, auch zur Nervenstärkung und zur Verbesserung des Lymphflusses.

Achtung

Knoblauchtinktur und -tonikum nur als Heilmittel, nicht als Genussmittel verwenden.

Knoblauchwasser

Mischungsverhältnis: Ein bis zwei Knoblauchzehen auf ein Glas Wasser.
Zubereitung: Die Knoblauchzehen auspressen und mit klarem oder destilliertem Wasser gut mischen. Für den äußerlichen

Gebrauch können Sie mehrere Zehen mit wenig Wasser ansetzen und die Lösung vor Gebrauch beliebig verdünnen.
Anwendung: Bei Halsentzündungen vor den Mahlzeiten mit Knoblauchwasser gurgeln. Zur Wundreinigung und für Darmeinläufe, Zusatz für Fuß- und Wannenbäder.

Anwendungen

Anwendungsmöglichkeiten der Knoblauchrezepturen: zum Einnehmen, Trinken, Gurgeln, Einreiben, als Auflagen, Bäder oder Einlauf.

Außer zum Einnehmen, Trinken, Gurgeln oder Einreiben können Sie die oben beschriebenen Rezepturen auch als Auflagen, Bäder oder Einlauf verwenden.

Knoblauchkompresse

Wer keine allzu empfindliche Haut hat, kann Knoblauch als Kompresse lokal anwenden.
Mischungsverhältnis: Nach Bedarf.
Zubereitung: Ein Stück Stoff mit etwas Knoblauchsaft, Knoblauchtee oder Knoblauchtinktur tränken und möglichst heiß auf die betreffende Körperstelle legen.
Anwendung: Die Auflage so lange liegen lassen, bis sie auskühlt. Knoblauchkompressen eignen sich besonders bei äußeren Verletzungen oder Hautunreinheiten.

Knoblauchumschlag

Die Haut darf hierfür nicht allzu empfindlich sein.
Mischungsverhältnis: Nach Bedarf.
Zubereitung: Knoblauchsaft oder zerdrückten Knoblauch mit etwas Wasser oder einer anderen Flüssigkeit mischen. Diesen Brei zwischen zwei dünnen Gaze- oder Baumwolltüchern auf die Haut legen.
Anwendung: Die Auflage so lange liegen lassen, bis sie auskühlt. Knoblauchumschläge sind bei Schmerzen, Entzündungen und Gelenkbeschwerden hilfreich.

Ein wohltuendes Bad

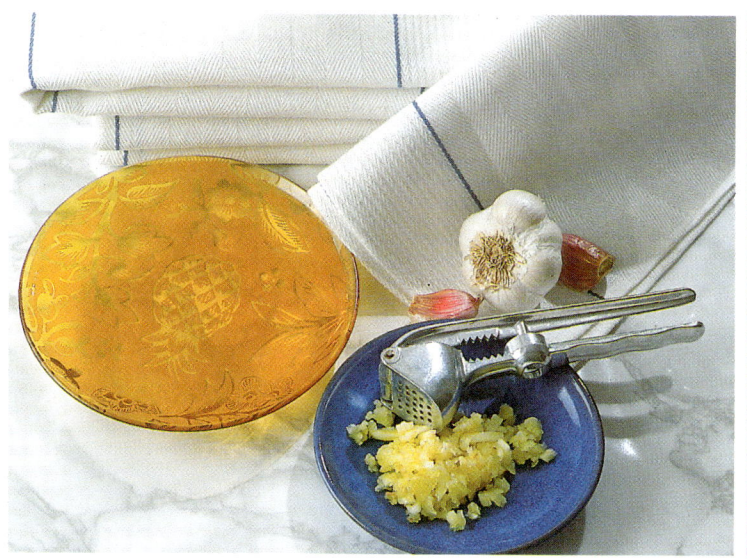

Knoblauchkompressen und -umschläge sind nur für unempfindliche Haut geeignet.

Knoblauchbäder

Das ist eher etwas für robuste Naturen: Ein wohliges warmes Vollbad, dem Knoblauchöl, -saft oder -tee zugesetzt wurde. Doch als Teilbad, bei dem lediglich Arme oder Füße mit dem stark aromatischen Nass in Kontakt kommen, ist es für viele ein durchaus probates Mittel für allerlei Beschwerden.

Mischungsverhältnis: Für ein Wannenbad reichen einige Spritzer Knoblauchöl oder -extrakt oder eine Tasse Knoblauchtee.

Zubereitung: Wenn's schnell gehen soll: Zwei bis drei zerdrückte Knoblauchzehen auf ein dünnes Tuch legen, das Tuch zu einem Beutel zusammenbinden und in den heißen Wasserstrahl hängen.

Anwendung: Das Voll- oder Teilbad sollte maximal zwanzig Minuten dauern. Es dient der Erholung, hilft Spannungen und Ängste abzubauen, regt die Ausscheidung von überflüssigen und schädlichen Stoffwechselprodukten an, wirkt gegen Pilzbefall (wie Fuß- oder Nagelpilz) und bakterielle Infektionen der Haut.

Achtung

Äußerliche Anwendungen von Knoblauch können allergische Hautreaktionen hervorrufen.

Knoblauch im Einsatz

Nach Abklingen der akuten Beschwerden den Aufbau der natürlichen Darmflora mit Azidophilus-Präparaten (z. B. Mutaflor) unterstützen.

Knoblaucheinlauf

Mischungsverhältnis: Eine Knoblauchzehe auf eine Tasse Wasser. Oder gleich mehrere Zehen für eine konzentrierte Mischung nehmen und anschließend mit Wasser verdünnen.

Zubereitung: Zerdrückten Knoblauch mit destilliertem Wasser mischen, einen Teelöffel Olivenöl zugeben. Die Mixtur in einen Klistierbeutel (Apotheke) füllen.

Anwendung: Eine Tasse der Flüssigkeit langsam in den Darm laufen lassen, dabei auf der linken Körperseite liegen. Dann auf die rechte Seite drehen und eine weitere Tasse einlaufen lassen. Die Flüssigkeit so lange wie möglich im Darm halten. Der Einlauf hilft bei Darmgrippe, hartnäckiger Verstopfung, Fehlbesiedelung des Darms mit verschiedenen Erregern, bei Wurmbefall, Grippe und Fieber.

Man nehme dreimal täglich …

Wie oft, wie viel und wie lange Knoblauch eingenommen oder angewendet werden kann, dazu gibt es keine allgemein gültigen Vorgaben. Denn das hängt natürlich auch von der individuellen Situation, dem Altern und der Konstitution ab.

Ganz allgemein gilt: Knoblauch sollte und kann über lange Zeit regelmäßig genommen werden. Nur so ist sichergestellt, dass die Wirkung von Dauer ist.

Hinzu kommt, dass bei der frischen Knoblauchzehe die Inhaltsstoffe nicht immer in der gleichen Qualität und Menge vorliegen. Denn der handelsübliche Knoblauch unterliegt erheblichen Schwankungen, je nach Herkunft und Sorte. Auch die Lagerung spielt eine Rolle. Denn ist die Zehe älter, hat sich ein Teil der Inhaltsstoffe bereits verflüchtigt. Das ist ziemlich sicher der Fall, wenn die Zehen bereits neue Triebe bilden.

Die Empfehlungen der Mediziner sind überdies bei den einzelnen Krankheitsbildern nicht einheitlich. Britische Ärzte halten es beispielsweise für erforderlich, dass ihre Patienten zehn bis zwanzig Gramm frischen Knoblauch täglich einnehmen, um eine deutliche blutfettsenkende Wirkung zu erzielen.

Das sind bei mittlerer Größe etwa drei bis fünf Zehen. Hierzulande liegt die empfohlene Tagesdosis bei vier Gramm frischem Knoblauch, das entspricht einer mittelgroßen Zehe.

Um überflüssige und schädliche Stoffwechselabfälle loszuwerden, zur Darmreinigung und gegen Infektanfälligkeit sollte vier bis sechs Wochen regelmäßig Knoblauch zugeführt werden. Zur Gefäß- und Kreislaufbehandlung sollten es mindestens vier Monate sein – vorbeugend ein bis zwei Knoblauchzehen pro Tag. Die hier vorgestellten Grundrezepturen können also nur eine grobe Orientierung geben.

Spätestens auf dem stillen Örtchen werden Sie merken, ob Sie die richtige Dosierung gewählt haben. Bei Knoblauch ist es wie mit Chili: Er brennt nicht nur auf der Zunge.

Eine Knoblauchkur zur Gefäß- und Kreislaufbehandlung sollte mindestens vier Monate dauern.

Keine Wirkung ohne Nebenwirkung

Welche Dosierung für Ihre persönliche Situation in Frage kommt, und wieviel Knoblauch Sie ohne unangenehme Nebenwirkungen vertragen, sollten Sie selbst ausprobieren. Doch übertreiben Sie es nicht. Mitunter gilt auch hier: Weniger wäre mehr. Zu große Mengen könnten Ihrer Gesundheit eventuell schaden.

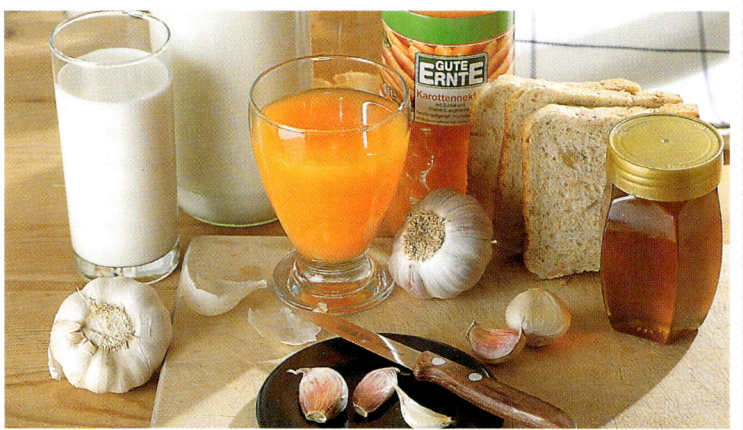

Ob mit Milch, Honig oder Wasser – Knoblauch geht stets wirkungsvolle Verbindungen ein.

Knoblauch im Einsatz

Kindern unter zwei Jahren sollte überhaupt kein Knoblauch gegeben werden.

Denn die Inhaltsstoffe der Pflanze liegen in so stark konzentrierter Form vor, dass sie bereits in kleinen Mengen wirksam sind. Selbst in verdünnter Form genommen, erhöhen sie die Durchblutung aller Schleimhäute und regen so die Verdauungsorgane an. Die vermehrte Durchblutung unterstützt die Entgiftungsarbeit der Leber und fördert die Gallensaftproduktion. So können schädliche Stoffwechselschlacken sanft und schonend abtransportiert werden. Bei Einnahme von größeren Mengen frischen Knoblauchs über eine längere Zeit kann die Wirkung der Inhaltsstoffe allerdings so stark sein, dass sie einige unerwünschte Körperreaktionen hervorrufen. Beispielsweise Übelkeit, Aufstoßen, Magenschmerzen, Blähungen oder Durchfall. Bei einigen Menschen kommt es zu Reizungen der Schleimhäute von Mund, Rachen, Magen und Darm oder zu allergischen Reaktionen. Äußerlich angewendet kann Knoblauch beispielsweise einen Juckreiz oder lokale Hauterscheinungen auslösen.

WENN SIE ROHEN KNOBLAUCH NICHT GUT VERTRAGEN

* Halbieren Sie die Zehen der Länge nach und entfernen Sie den grünen Keim. Er wird dadurch leichter bekömmlich.
* Verzehren Sie Knoblauch zusammen mit Milch, Möhrensaft oder Honig.
* Probieren Sie leicht gedünstete ganze Zehen.
* Legen Sie den Knoblauch in Wein oder Essig ein.
* Essen Sie Knoblauch mit Weizen- und Gerstenprodukten.
* Gewöhnen Sie Ihren Körper langsam an die kräftige Pflanzenkost. Machen Sie immer wieder ein, zwei Tage Pause.
* Nehmen Sie Knoblauch nur zu medizinischen Zwecken ein (zum Beispiel bei Fieber).

Knoblauch fix und fertig

Es gibt eine ganze Auswahl an Knoblauch-Fertigpräparaten in Form von Pillen, Dragees, Kapseln oder Säften. Um sicher zu gehen, dass man die wirksamen Komponenten des Knoblauchs in ausreichender Menge bekommt – und auch aus praktischen Gründen –, kann man auf diese Alternativen zurückgreifen.

Diese industriell gefertigten Knoblauchmittel unterliegen einer Qualitätskontrolle. Sie müssen einen bestimmten Gehalt an Wirkstoffen aufweisen. Das heißt, es wird amtlicherseits festgelegt und überprüft, ob die Knoblauchsorte, die Erntezeit, die Lagerung und Verarbeitung einem bestimmten Standard entsprechen. Durch die Standardisierung können Sie sich darauf verlassen, dass in jeder Dosis, die Sie einnehmen, eine gleich große Menge an den pflanzlichen Inhaltsstoffen steckt.

Knoblauchpräparate aus dem Handel unterliegen strengen Qualitätskontrollen. Dadurch wird gewährleistet, dass in jeder Pille oder Kapsel stets die gleiche Menge an Wirkstoffen enthalten ist.

Ersatzprodukte genau vergleichen

Knoblauchpräparate werden in Deutschland auf die Inhaltsstoffe Alliin und Allizin standardisiert. Es sollen 1,3 Prozent Alliin und 0,6 Prozent Allizin in 100 Milligramm Knoblauchpulver enthalten sein. Mindestens einer dieser Werte sollte auf der Packung stehen. Das ist wichtig, damit es bei der Vielfalt des Angebots möglich ist, sich zurechtzufinden. Um die einzelnen Präparate zu vergleichen, müssen Sie wissen, wie viele Pillen oder Kapseln Sie tatsächlich brauchen, um die empfohlene Tagesration von drei bis vier Gramm frischem Knoblauch zu decken. Rund 1000 Milligramm Knoblauchpulver entsprechen dieser Menge. Es kann sein, dass Sie bei der einen Packung mit vier bis fünf Dragees am Tag auskommen, während Sie bei einem anderen Fabrikat insgesamt neun Dragees oder Kapseln schlucken müssten.

Darüber hinaus gibt es im Handel Präparate in verschiedenen Darreichungsformen, die sich im Spektrum ihrer Inhaltsstoffe, deren Freisetzung und damit auch in den zu erwarten-

1000 Milligramm Knoblauchpulver decken den empfohlenen Tagesbedarf.

Knoblauch im Einsatz

Tipp

Knoblauchpulver immer zu einer Mahlzeit einnehmen, damit die Wirkstoffe unversehrt den Magen passieren und in den Darm gelangen können.

den Wirkungen unterscheiden. Einige enthalten außer Knoblauchbestandteilen noch weitere Wirkstoffe anderer Arzneipflanzen. Mit der Zusammenstellung der einzelnen Substanzen sollen bestimmte Symptome gezielt angegangen werden. Um den Blutdruck zu regulieren und den Kreislauf zu stabilisieren, sind beispielsweise Bestandteile von Mistel, Weißdorn und Hopfen enthalten.

Die Anzahl der Bestandteile in Knoblauchprodukten kann stark variieren. Sofern nicht S-Allyl-Zystein, Sulfide oder Allizin auf dem Etikett stehen, können Sie davon ausgehen, dass das Mittel nicht besser ist als das Knoblauchgewürz im Küchenregal.

Die wichtigsten im Handel erhältlichen Fertigpräparate sind Knoblauchpulver, Knoblauchöl und Knoblauchextrakte.

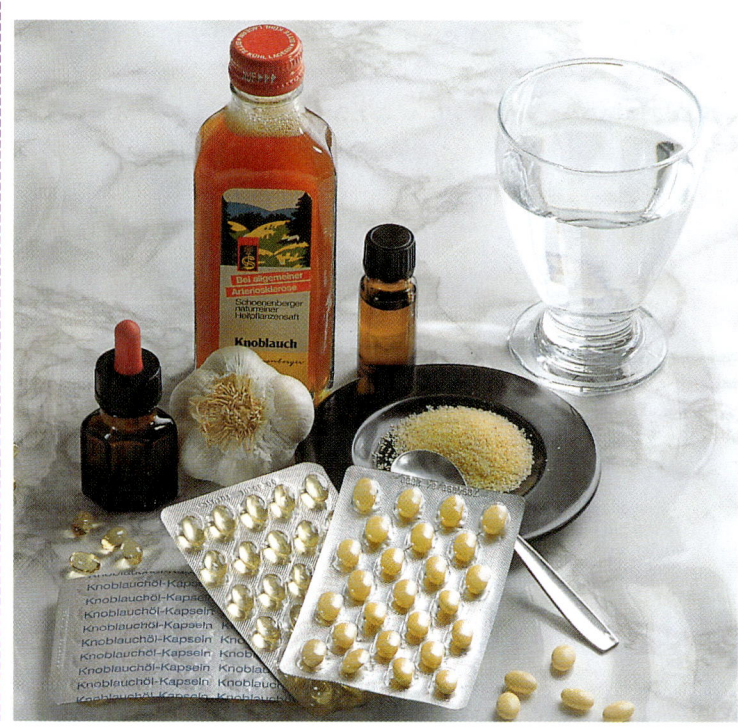

Knoblauchpräparate sind in verschiedenen Formen erhältlich – in der Regel rezeptfrei.

Knoblauchpulver

Frischer Knoblauch wird bei niedrigen Temperaturen zerkleinert und anschließend gefriergetrocknet. Oder er wird bei einer Temperatur von maximal 60 °C getrocknet und danach zerkleinert. Ein Trockenextrakt kann auch durch den Einsatz von Alkohol oder Alkoholgemischen gewonnen werden.

Knoblauchpulver sollte möglichst mit einer Mahlzeit eingenommen werden, damit die Wirkstoffe nicht durch die Magensäure zerstört werden. Manche Fertigpräparate sind mit einer Hülle umgeben. So passiert der Inhaltsstoff das saure Magenmilieu und wird erst im Dünndarm von der Darmschleimhaut aufgenommen.

Knoblauchöl

Das penetrant riechende gelbe Knoblauchöl wird durch Wasserdampfdestillation gewonnen. Für ein knappes Gramm Öl braucht man an die 100 Gramm frischen Knoblauch.

Meist wird das so gewonnene Knoblauchöl mit pflanzlichem Öl vermischt und in Gelatinekapseln abgefüllt.

Anders bei den »Ölmazeraten«. Hierbei wird frischer Knoblauch zerkleinert und mit pflanzlichen Ölen vermischt (»mazeriert«). In dem daraus gewonnenen Öl sind vor allem die Stoffe, die aus dem Ab- und Umbau von Alliin und Allizin entstanden sind.

Knoblauchextrakt

Die Japaner haben ein Verfahren entwickelt, das sich »Hochvakuum-Destillation ohne Erhitzen« nennt. Um den gealterten und fermentierten Knoblauchextrakt »Kyolik« zu gewinnen, wird Knoblauch 18 bis 20 Monate lang in 20prozentigem Alkohol eingelegt. Der Prozess beseitigt alle Spuren des Geruchs. Kyolik enthält kein Allizin, keine Sulfide oder Ajoene, dafür medizinisch wirksame Inhaltsstoffe wie das S-Allyl-Zystein.

Bei der Herstellung des Knoblauchextraktes Kyolik verschwindet der typische Geruch.

Knoblauch im Einsatz

Wenn's des Guten zu viel ist

Weniger ist manchmal mehr. Halten Sie sich an die empfohlene Tagesmengen um unerwünschte Nebenwirkungen zu vermeiden.

Unerwünschte Nebenwirkungen oder Begleiterscheinungen gibt es auch bei den Fertigpräparaten. Sie treten meist auf, wenn zu große Mengen eingenommen werden. Es kann zu Durchfällen oder allergischen Reaktionen kommen. Manche bekommen Magen-Darm-Beschwerden, wenn sie die Mittel auf nüchternen Magen einnehmen. Wer ohnehin zu niedrigen Blutdruck hat, sollte daran denken, dass Knoblauch die Blutgefäße erweitert, so dass nach Einnahme der Präparate der Blutdruck leicht abfallen kann. Außerdem kann Knoblauch die Wirkung von blutdrucksenkenden Mitteln verstärken.

AUCH PILLEN »DUFTEN«

Es gibt Knoblauchdragees, deren Hülle keinen Zucker enthält. Sie sind daher besonders für zuckerkranke Menschen geeignet.

Um es gleich vorweg zu sagen: Auch die meisten Knoblauchpillen hinterlassen ihre Duftnote. Zumindest dann, wenn sie Allizin enthalten. Um zu wirken, muss diese Substanz den Stoffwechselprozess durchlaufen. Das bedeutet also, dass die Wirkstoffe – wie beim frischen Knoblauch auch – rasch bis in die kleinsten Blutgefäße gelangen und teilweise über die Lunge oder über die Haut abgeatmet werden. Knoblauch wird mit jedem Atemzug abgegeben und auch mit dem Schweiß ausgeschieden. Bei manchen Präparaten ist der Atemgeruch weniger intensiv als bei frisch zerkautem Knoblauch, wenn die Kapseln oder Dragees erst im Magen oder Dünndarm ihre Wirkstoffe freisetzen. Auch bestimmte allizinfreie Zubereitungen wie der Knoblauchextrakt »Kyolik« sind in der Geruchsbildung nicht allzu folgenschwer. Zusätze aus Chlorophyll haben nach den Erkenntnissen der Wissenschaftler keinen Einfluss, oder sie verzögern lediglich die Geruchsbildung, wie etwa der Bockshornkleesamen.

REZEPTUREN UND ANWENDUNGEN

Rezeptur	Anwendung
Knoblauchessig	Innerlich: Erkältungskrankheiten, Magen-Darm-Probleme, Blasenschwäche, Stoffwechselanregung Äußerlich: Hautunreinheiten, Muskel- und Gelenkbeschwerden
Knoblauchhonig	Innerlich: Erkältungskrankheiten, Müdigkeit, Schwäche
Knoblauchöl	Innerlich: Wurmbefall, Leibschmerzen, Schleimhautentzündungen Äußerlich: Muskel- und Gelenkbeschwerden, Erkältungskrankheiten, Husten, Insektenstiche, Ohrenschmerzen
Knoblauchsaft	Innerlich: Erkältungskrankheiten, Verdauungsstörungen Äußerlich: Gelenkbeschwerden
Knoblauchsalbe	Äußerlich: Verstauchungen, Muskel- und Gelenkbeschwerden
Knoblauchtee	Innerlich: Erkältungskrankheiten, Bronchitis, asthmatische Anfälle Äußerlich: Schmerzen und Entzündungen
Knoblauchtinktur	Innerlich: Entzündungen, Krämpfe, Appetitlosigkeit, Abwehrschwäche
Knoblauchtonikum	Innerlich: Herz und Blutzirkulation, Verdauungsstörungen, Blasen- und Nierenschwäche, Störungen von Leber- und Gallenwegen

Knoblauch in seinen verschiedenen Zubereitungsformen übt auf unseren gesamten Organismus einen positiven Einfluss aus. Verdauungsstörungen bis hin zu Muskelbeschwerden und Erkältungskrankheiten werden dank seiner Heilkraft rasch und nachhaltig gelindert.

Jung und vital mit Knoblauch

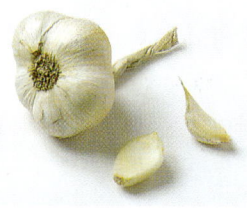

Knoblauch bringt dem Körper neue Energie, macht jede Zelle, jedes Organ vitaler. Er steigert die Widerstandskraft, wirkt einer allgemeinen Arterienverkalkung entgegen und ist somit der beste biologische Schutz vor dem frühen körperlichen und geistigen Verschleiß.

Knoblauch steigert die körperliche Leistungsfähigkeit.

Durch die bessere Durchblutung sämtlicher Körperorgane und Gewebe steigen die Leistungsfähigkeit und das allgemeine Wohlbefinden. Die anregende Wirkung des Knoblauchs lässt Müdigkeit, Abgeschlagenheit und depressive Verstimmungen erst gar nicht aufkommen.

Sichtbare Zeichen der erstaunlichen Verjüngungskraft: Die Haut bleibt länger frisch und elastisch. Denn die vermehrte Durchblutung der Haut verbessert die Sauerstoff- und Nährstoffversorgung der Zellen, die deutlich langsamer altern.

Die besondere Stärke von Knoblauch liegt zweifellos in seiner vorbeugenden Wirkung.

Wie der Knoblauch vorbeugend wirkt, das konnte auch eine Studie der Weltgesundheitsorganisation belegen: Es zeigte sich, dass in Gegenden, in denen vom Kindesalter an viel Knoblauch verzehrt wird, wie in den Balkan- und Mittelmeerländern, Arteriosklerose fast unbekannt ist. Sicher spielt hierbei auch der Verbrauch an pflanzlichen Ölen eine Rolle.

Wenn die Arterien verkalken

Viele Gesundheitsstörungen, die im fortgeschrittenen Alter auftreten, sind auf eine zunehmende Verkalkung der Arterien und der damit verbundenen verschlechterten Durchblutung zurückzuführen. Schwindelgefühl, Schmerzen in der Brust oder den Beinen bei körperlicher Anstrengung, etwa beim Treppensteigen, Vergesslichkeit, Konzentrationsstörungen, ständig kalte Hände und Füße, aber auch Atemnot, Kopfschmerzattacken oder Sehstörungen können Zeichen dafür sein, dass es mit der Blutversorgung bestimmter Organe nicht mehr so richtig klappt.

Was passiert bei Arteriosklerose?

Die Blutzufuhr durch die Arterien oder die Blutabfuhr durch die Venen hängt in erster Linie von dem Querschnitt der Gefäße ab. Daher können sowohl krankhaft erweiterte als auch verengte Blutgefäße die Durchblutung stören. Zumeist werden die Beschwerden der Arteriosklerose zugeschrieben, die mit einer zunehmenden Verengung der Blutgefäße einhergeht. Dazu kommt es, wenn sich im Laufe der Zeit an der empfindlichen Innenhaut der Arterien winzige kristalline Ablagerungen aus Cholesterin, Kalzium und anderen Substanzen festsetzen und dort Entzündungen auslösen. Das führt dazu, dass sich das Gewebe der Gefäßwand verdickt und verhärtet. Der Gefäßdurchmesser wird kleiner, es kann nicht mehr genügend frisches Blut in das Gewebe und die Organe fließen, um die Zellen ausreichend mit lebenswichtigem Sauerstoff und Nährstoffen zu versorgen und Stoffwechselschlacken abzutransportieren.

Blutgefäße verengen sich, wenn sich Cholesterin und Kalzium an der Innenwand ablagern. Dadurch lässt die Versorgung der Organe und Gewebe mit frischem, sauerstoffreichem Blut nach oder fällt möglicherweise ganz aus.

Dieser Prozess beginnt bereits in der Jugend und kann sich unmerklich über Jahre und Jahrzehnte hinziehen, bis der Blutfluss zu den lebenswichtigen Organen vermindert oder ganz unterbrochen ist, so dass die Organe von der Sauerstoffversorgung abgeschnitten sind.

Besonders anfällig sind die haarfeinen Gefäße im Gehirn. Erste Anzeichen für ein schlecht durchblutetes Gehirn sind unsicherer Gang, Gedächtnisschwäche, Verwirrtheit, Schwindel, Ohrensausen und Orientierungsverlust. Aber auch die Herzkranzgefäße, die Nieren oder die Beine können davon betroffen sein. Angina pektoris, Herzschwäche, Herzrhythmusstörungen oder Nierenversagen können durch Gefäßveränderungen ausgelöst werden. Lebensbedrohliche Spätfolgen der Arteriosklerose sind Herzinfarkt und Schlaganfall.

Ausgewogene Ernährung, Bewegung und die richtige Portion Knoblauch beugen der Arteriosklerose vor.

Verengte Arterien, die Herz oder Gehirn versorgen, sind besonders gefährlich, denn sie können zu Herzinfarkt oder Schlaganfall führen.

CHECKLISTE FÜR ARTERIOSKLEROSE

✻ Fühlen Sie sich häufig müde und schlapp?
✻ Haben Sie oft Schmerzen hinter dem Brustbein oder das Gefühl von Enge und Schwere in der Brust?
✻ Wird Ihnen bei kleinster Anstrengung schon schwindelig?
✻ Wird Ihnen manchmal schwarz vor Augen?
✻ Leiden Sie unter Ohrensausen?
✻ Sind Ihre Hände und Füße auch in warmer Umgebung ständig kalt?
✻ Schlafen Ihnen häufig Arme oder Beine ein?
✻ Verspüren Sie manchmal ein unangenehmes Kribbeln in den Finger- oder Zehenspitzen?
✻ Geht Ihnen bei körperlicher Belastung schnell die Puste aus?
✻ Bekommen Sie öfter Wadenkrämpfe?
✻ Schmerzen Ihnen die Beine auch bei kürzeren Gehstrecken?

Wenn Sie eine oder mehrere Fragen mit Ja beantworten müssen, dann sollten Sie schon bald etwas gegen die zunehmende Arterienverkalkung unternehmen.

So hilft Knoblauch

✻ Vor den Mahlzeiten: Fünf Tropfen Knoblauchtinktur auf einen Esslöffel Wasser einnehmen.
✻ Zwischenmahlzeit: Butterbrot mit fein zerhacktem Knob-

lauch und frischen Gartenkräutern – Petersilie, Schnittlauch, Kresse – belegen.

✳ Vor dem Schlafengehen ein Schnapsgläschen voll Knoblauchtonikum trinken.

✳ Aus den zerkleinerten Knoblauchzehen einer halben Knolle, einer großen Gemüsezwiebel und etwas Wasser Mus kochen, mit einem Esslöffel Honig und etwas Essig abschmecken. Kalt stellen. Dreimal täglich einen Esslöffel zwischen den Mahlzeiten nehmen.

✳ Auf Reisen: Eine Knoblauchzehe lutschen, ab und zu leicht draufbeißen, um die Wirkstoffe zu lösen.

✳ Wochenendkur: Mit zwei Knoblauchzehen beginnen, samstags die Dosis verdoppeln, sonntags mit einer Zehe ausklingen lassen. Nach etwa zwanzig Stunden ist der Geruch verflogen.

Was Sie sonst noch tun können

Der einfachste Weg, die Arteriosklerose zu verhindern, ist, Körper, Geist und Seele jung zu halten – durch eine natürliche, gesunde und aktive Lebensweise. Dazu gehört:

✳ Gesunde, ballaststoffreiche Kost. Sie sollte ausgewogen sein, abwechslungsreich und schmackhaft zubereitet. Möglichst naturbelassene, unverarbeitete Nahrungsmittel verwenden.

✳ Alkohol nur in Maßen trinken.

✳ Auf das Körpergewicht achten. Wer ein paar Kilogramm zu viel mit sich herumschleppt, riskiert erhöhten Blutdruck.

✳ Das Rauchen zu reduzieren oder noch besser ganz aufzugeben. Die Inhaltsstoffe des Tabaks greifen die Gefäßwände an, die sich verdicken und verhärten.

✳ Viel an der frischen Luft bewegen. Körperliche Betätigung kann die Herz-Kreislauf-Leistung insgesamt verbessern.

✳ Ausreichend entspannen, dem Körper wohlverdiente Verschnaufpausen gönnen.

Das beste Mittel, der Arteriosklerose zuvorzukommen: gesunde Ernährung, Sport – und Knoblauch!

- ✶ Regelmäßig einen Gesundheits-Checkup machen lassen.
- ✶ Für genügend Schlaf sorgen.
- ✶ Die Warnsignale des Körpers beachten.

> **KNOBLAUCH GEGEN ARTERIOSKLEROSE**
>
> Zum Vorbeugen: Täglich ein bis zwei Knoblauchzehen pur, mit sauren Früchten oder erwärmt mit der Mahlzeit einnehmen (oder 600 bis 900 Milligramm Knoblauchpulver in Arzneiform).
>
> Hilfe bei bereits bestehenden Beschwerden: Eine Handvoll roher Knoblauchzehen über den Tag verteilt essen (das entspricht etwa 2000 Milligramm Knoblauchpulver).

Knoblauch reguliert die Blutfette

Wegen der blutverdünnenden Wirkung kann es nach der Einnahme von Knoblauch bei Blutungen länger dauern, bis die Wunde verkrustet.

Falls der Arzt bei Ihnen bereits zu hohe Blutfettwerte festgestellt hat, können Sie mit der regelmäßigen Einnahme von Knoblauch gut dagegen halten. Neuere klinische Studien haben gezeigt, dass Knoblauch in der Lage ist, die schädlichen Blutfette deutlich zu reduzieren. Das ist enorm wichtig, denn ein zu hoher Fettgehalt des Blutes kann nicht nur die Blutgefäße schädigen, sondern auch die Fließfähigkeit des Blutes beeinträchtigen. Und das wiederum erhöht das Risiko, eine koronare Herzkrankheit (Herzanfälle, Herzschwäche, Herzinfarkt) zu bekommen.

Cholesterin und Triglyzeride sind die wichtigsten Blutfette (Lipide). Sie sind absolut unentbehrliche Substanzen für eine gute Gesundheit. Erst wenn zu viel davon in unserem kostbaren Saft zirkulieren, entstehen Probleme. Denn es besteht die Gefahr, dass sich bestimmte Blutfette in den Innenwänden der Arterien festsetzen und somit die Arterienverkalkung beschleunigen.

Gutes und schlechtes Cholesterin

Das Cholesterin besteht im Wesentlichen aus zwei Komponenten: aus dem HDL-Cholesterin und dem LDL-Cholesterin (HDL = High Density Lipoprotein, LDL = Low Density Lipoprotein). Es wird auch als das »gute« HDL- und »schlechte« LDL-Cholesterin bezeichnet.

Das HDL-Cholesterin schützt vor der Arteriosklerose, indem es das Cholesterin und die Triglyzeride aus dem Körpergewebe zur Leber transportiert. Von dort gelangt es mit der Galle in den Darm und wird ausgeschieden.

Das LDL-Cholesterin hingegen lagert sich an den Wänden der Arterien an und verstopft so langsam aber sicher die Adern. Mit der Einnahme von Knoblauch können Sie diesen Prozess stoppen oder es erst gar nicht so weit kommen lassen. Denn Knoblauch hilft auch, die im Gewebe gespeicherten Fette abzutransportieren.

Erhöhte Blutfettwerte schädigen die Arterien und beeinträchtigen die Fließfähigkeit des Blutes.

WANN GEFAHR IM VERZUG IST

* Ganz allgemein gilt: Je höher das HDL-Cholesterin und je niedriger LDL-Cholesterin und Triglyzeride, desto geringer ist die Gefahr einer Arteriosklerose.

* Cholesterin und Triglyzeride sollten unter 200 Milliliter pro Deziliter Blut und HDL-Cholesterin über 45 Milligramm pro Deziliter Blut liegen.

So hilft Knoblauch

* Acht Wochen lang täglich zwei bis vier Knoblauchzehen (oder 600 bis 1200 Milligramm Knoblauchpräparate) verzehren.

* Bei täglicher Einnahme von drei Knoblauchzehen – verbunden mit einer vernünftigen Ernährung und ausreichender körperlicher Bewegung – lässt sich das »schlechte« LDL-Cholesterin um 10 bis 15 Prozent absenken, während das »gute«

Das »gute« HDL-Cholesterin schützt vor Arteriosklerose, das »schlechte« LDL-Cholesterin lagert sich an den Gefäßinnenwänden ab.

HDL-Cholesterin zunimmt. Allein schon eine zehnprozentige Senkung von Cholesterin kann das Risiko für einen Herzanfall um 20 Prozent vermindern.

Was Sie sonst noch tun können

✳ Streichen Sie allzu fette Verlockungen von Ihrem Speiseplan. Bevorzugen Sie weniger fettes Fleisch, essen Sie dafür mehr frisches Gemüse. Verwenden Sie vor allem naturbelassene Fette: Kaltgeschlagene Öle der ersten Pressung, Butter und Reform-Margarinen. Streichen Sie dagegen die chemisch veränderten Fabrikfette.

✳ Die allgemeine Empfehlung, nur ungesättigte Fettsäuren zu verwenden, ist übrigens unter Ernährungswissenschaftlern umstritten. Einige sehen sogar reines Schweineschmalz – in geringer Menge – als tolerabel an.

Mit gezielter Ernährung kann man einen erhöhten Cholesterinspiegel gut in den Griff bekommen. Meiden Sie tierische Fette wie Butter oder Schmalz und Eier. Reduzieren Sie Ihren Fleisch- und Wurstkonsum und erhöhen Sie in Ihrer Ernährung stattdessen den Anteil an Gemüse, Salat, Obst und Vollkornprodukten.

Knoblauch als Gefäßputzer

Selbst wenn die Blutfettwerte noch nicht aus dem Lot geraten sind, sollte Knoblauch zur Vorsorge regelmäßig auf dem Speiseplan stehen. Denn er ist ein ganz hervorragender Gefäßputzer, wie eine Reihe von kontrollierten Studien gezeigt hat. Die Inhaltsstoffe der Pflanze regulieren nicht nur die Blutfette und den Blutdruck, sondern verhindern überdies, dass die Blutplättchen verkleben und verklumpen. Und sie sorgen für eine verbesserte Fließfähigkeit des Blutes. Auch das ist enorm wichtig, denn nur wenn das Blut nicht zu dickflüssig ist, kann es bis in die winzigsten Adern des Gefäßnetzes (die Kapillaren) gelangen, die die Zellen versorgen.

Neben Knoblauch wird auch der Haferkleie ein cholesterinsenkender Effekt zugeschrieben.

Zirkuliert jedoch zu viel von dem Eiweißfaserstoff Fibrinogen im Blut, fließt der kostbare Saft träge wie Ketchup. Dann gelangt nicht genügend Sauerstoff zu den Zellen. Auch die Nährstoffzufuhr wird davon stark betroffen.

KNOBLAUCH PUR

Bei arteriellen Verschlusskrankheiten oder nach einem Schlaganfall sind Knoblauchpräparate, die mit anderen pflanzlichen Inhaltsstoffen kombiniert sind, nach Ansicht einiger Mediziner wenig zweckmäßig. Diese Mittel enthalten oftmals Mistel, Weizenkeimöl, Ginseng, Weißdorn, Johanniskraut und andere Stoffe. Die Menge an Knoblauch und Allizin liegt bei diesen Präparaten unter der empfohlenen Tagesdosis.

Knoblauch hilft dem Körper bei der Auflösung von Blutgerinnseln, die sich leicht an arteriosklerotisch veränderten Verengungen bilden. Sie können ein Gefäß vollständig blockieren, so dass kein Blut mehr hindurchfließt. Löst sich ein bis dahin festsitzendes Blutgerinnsel (Thrombus) und schwimmt im Blut (Embolus) mit, kann es an einer anderen verengten Stelle stecken bleiben. Je nach Größe des Blutpfropfens und der Bahn, die er bei seiner Wanderung nimmt, kann es zu ernsten Schäden kommen. An einer Herzkranzarterie etwa kann dies Angina pektoris oder einen Herzinfarkt auslösen. Passiert es im Gehirn, kann ein Schlaganfall die Folge sein.

Wenn Blutpfropfen oder Blutgerinnsel in den Gefäßen entstehen, sind meist drei Faktoren beteiligt: Schäden an der Gefäßinnenwand, verlangsamte Fließgeschwindigkeit des Blutes und eine veränderte Zusammensetzung der Blutbestandteile, etwa eine Vermehrung der Blutplättchen (Thrombozyten) oder der Bluteiweißkörper. Die Fähigkeit, das Verklumpen der Blutplättchen zu verhindern, die »Antikoagulanswirkung«, schreiben manche Wissenschaftler übrigens dem Wirkstoff Adenosin zu, der im Knoblauch reichlich enthalten ist. Andere Experten halten die Ajoene für die entscheidende Substanz. Da beide Wirkstoffe im frischen Knoblauch vorhanden sind, ist

Knoblauch verbessert bei Arteriosklerose die Fließfähigkeit des Blutes und hilft zudem bei der Auflösung von Blutgerinnseln.

es sicher das Einfachste, mit dem puren Knoblauch der gesteigerten Gerinnungstendenz und der Bildung von Blutpfropfen (Thromben) entgegenzuwirken.

So hilft Knoblauch

Ein bis zwei Knoblauchzehen täglich fördern die Fließfähigkeit des Blutes und verhindern die Bildung von Blutgerinnseln.
* Den rohen Knoblauch zerquetschen und nicht zerhacken. Ihn langsam erhitzen, nicht kochen, ihn am besten mit Früchten und Säure (Essig zum Beispiel) zubereiten. Das löst die Inhaltsstoffe, vor allem die Ajoene, am besten aus der Pflanze.

ARTERIOSKLEROSE-RISIKEN AUF EINEN BLICK

* Erhöhte Blutfettwerte (Cholesterin und Triglyzeride)
* Hoher Blutdruck
* Fehlernährung
* Rauchen
* Bewegungsmangel
* Alltagsbelastungen, Stress
* Übergewicht
* Umweltgifte (Zigarettenrauch)
* Stoffwechselstörungen wie Zuckerkrankheit und Gicht
* Hormonelle Veränderungen (zum Beispiel bei Frauen nach den Wechseljahren)
* Erbliche Belastung

Stärkung für Herz und Kreislauf

Bei gleichzeitiger Einnahme von Aspirin kann Knoblauch die blutverdünnende Wirkung verstärken.

Verschiedene pharmakologische Untersuchungen haben bestätigt, dass Knoblauch eine herzschützende Wirkung entfaltet, indem er die arteriellen und venösen Blutgefäße erweitert. Da eine Verkrampfung der Blutgefäße bei Herzinfarkten und auch bei Schlaganfällen eine wichtige Rolle spielt, kann die natürliche Erweiterung lebensrettend sein. Immerhin stirbt hierzulande jeder Dritte an einer Herz-Kreislauf-Erkrankung. Und immer jüngere Menschen sind davon betroffen.

Die Erweiterung der Gefäße ist nur einer der vorbeugenden Effekte, die Knoblauch auf das Herz-Kreislauf-System hat. Hinzu kommen die bereits erwähnte Regulation der Blutfette, die Verbesserung der Fließfähigkeit des Blutes und die blutdrucksenkende Wirkung – die allesamt wiederum dazu beitragen, dass das Herz seine Aufgabe, den Organismus mit sauerstoffreichem Blut zu versorgen, einwandfrei erfüllen kann.

Schließlich muss der faustgroße Muskel pausenlos Schwerarbeit leisten, um das Blut durch ein weit verzweigtes Gefäßnetz bis in die Randgebiete der Organe zu treiben, wo die kleinsten Haargefäße der Arterien, Venen und das lymphatische Gewebe schließlich den Austausch von Sauerstoff, Nährstoffen und Stoffwechselabfällen bewerkstelligen.

Ist dieser Kreislauf in irgendeiner Weise gestört, wirkt sich das auf die Organe und Gewebe aus. Jede Krankheit in einem beliebigen Organ kann letztlich auf eine Beeinträchtigung im Kreislaufsystems zurückgeführt werden. Auch die Stärke des Blutdrucks hängt nicht allein von der Pumpkraft des Herzens ab. Hier spielen ebenfalls die Elastizität der Gefäßwände, die Beschaffenheit und die Fließfähigkeit des Blutes eine entscheidende Rolle.

Herz-Kreislauf-Erkrankungen sind in den westlichen Industrienationen die Todesursache Nummer eins. Daher dürfen die Risikofaktoren für Arteriosklerose keinesfalls auf die leichte Schulter genommen werden.

Blutdruck in der Balance

Bluthochdruck erhöht mit zunehmendem Alter das Risiko eines Herzinfarkts. Indem Knoblauch die Adern freihält, die Blutfette reguliert und das Blut flüssiger macht, hilft es, dem hohen Blutdruck vorzubeugen oder einen bereits bestehenden Bluthochdruck zu senken. Dazu trägt auch der gefäßerweiternde Effekt einiger Inhaltsstoffe des Knoblauchs bei.

Doch die würzige Knolle ist immer wieder für Überraschungen gut: Wissenschaftler in verschiedenen Ländern haben herausgefunden, dass Knoblauch den Blutdruck ausbalanciert. Das heißt, dass nicht nur Menschen mit zu hohem Blutdruck, sondern auch diejenigen von den Wirkkräften der Knolle profitieren, die unter zu niedrigem Blutdruck leiden (Hypotoniker).

Knoblauch greift regulierend in das Herz-Kreislauf-System ein und hilft so sowohl bei Bluthochdruck als auch bei zu niedrigem Blutdruck.

So hilft Knoblauch

✳ Zur Blutdruckregulation täglich eine rohe Knoblauchzehe essen. Amerikanische Forscher haben festgestellt, dass der Blutdruck vermindert wird, wenn Knoblauch zusammen mit frischer Brunnenkresse verzehrt wird, zum Beispiel als Salat.

✳ Für niedrigen Blutdruck gibt es keine wissenschaftlich abgesicherte Empfehlung, wieviel Knoblauch zugeführt werden sollte, allerdings etliche bewährte Hausmittel (siehe Seite 68).

Geballte Abwehrkraft

Knoblauch hilft das körpereigene Abwehrsystem in Schuss zu halten. So kann es alle Substanzen, die den Organismus bedrohen, aus eigener Kraft überwältigen. Es muss nicht jeder Schnupfen oder jede leichte Erkältung gleich eins mit der chemischen Keule übergezogen bekommen.

Das ausgeklügelte Selbstverteidigungssystem der »Festung Mensch« macht mit körperfremden Eindringlingen wie Bakterien, Viren und Parasiten, die Infektionskrankheiten auslösen, normalerweise kurzen Prozess. Auch Schwebstoffe aus der Luft (Pollenstaub, Schimmelpilze, Hausstaub) oder giftige Substanzen aus der Umwelt werden von seinen Abwehrkräften eingezingelt und unschädlich gemacht. Die wichtigsten Krieger der Abwehrtruppe sind die Lymphozyten, die zu einer Gruppe von weißen Blutzellen gehören. Sie werden von den

Thymuszellen unterstützt, die auf die Abwehr von Virus- und Pilzinfektionen spezialisiert sind und körperfremdem Gewebe und sogar eigenen Krebszellen den Kampf ansagen. Fresszellen (Makrophagen), die ebenfalls den weißen Blutzellen angehören, können die Feinde verschlingen und verdauen.

Diese Armada von Abwehrkräften schützt den Körper vor harmlosen Infekten, die etwa einen Schnupfen auslösen, ebenso wie vor lebensbedrohlichen Erkrankungen wie Krebs oder Aids.

Die Kampfkraft lässt nach

Doch die Verteidigung ist nicht immer in Hochform. Im Laufe der Jahre lässt ihre natürliche Kampfkraft allmählich nach. Oder sie ist durch außergewöhnlichen Einsatz bei schweren Erkrankungen, durch übermäßigen Stress oder Giftstoffe erschöpft.

Auch Ess-, Arbeits- und Lebensgewohnheiten haben Einfluss darauf, ob und wie schnell die Soldaten des Immunsystems die krankheitserregenden Organismen überwältigen. Erste Anzeichen einer geschwächten Abwehr: Kopfschmerzen, innere Unruhe, Müdigkeit, verminderte Leistungskraft, Herpes, Hautausschläge, Schuppenflechte, Allergien, Blähbauch, Stuhlunregelmäßigkeiten, Heißhunger nach bestimmten Speisen (meist nach Süßem).

Die Inhaltsstoffe des Knoblauchs tragen dazu bei, die natürliche Abwehrorganisation wieder auf Vordermann zu bringen. Allerdings weiß man noch nicht so genau, welche pflanzlichen Substanzen die Immunzellen des Körpers maßgeblich dabei unterstützen, sich gegen das Eindringen von schädlichen Substanzen, von bakteriellen oder viralen Organismen zu wehren. Darüber gibt es unter den Experten in Japan, Deutschland, Russland und östlichen Ländern sowie in den USA unterschiedliche Ansichten.

Anzeichen eines geschwächten Immunsystems können Kopfschmerzen, innere Unruhe, Müdigkeit, verminderte Leistungsfähigkeit, Herpes, Hautausschläge, Schuppenflechte und Allergien sein.

Aufgrund zahlreicher pharmakologischer Untersuchungen erweist sich das schwefelhaltige Allizin als die Substanz mit dem umfangreichsten Wirkprofil. Neben der vorbeugenden und schützenden Wirkung auf das Herz-Kreislauf-System hat das Allizin demnach eine wichtige immunstimulierende Kraft. Außerdem scheinen Selen und Germanium hier eine nicht zu unterschätzende Rolle zu spielen. Einige amerikanische Wissenschaftler halten indes das S-Allyl-Zystein aus dem Knoblauchextrakt für die ausschlaggebende Substanz, die die Kampffähigkeit der Abwehrzellen verbessert.

Wer regelmäßig Knoblauch isst, verringert das Magen- und Darmkrebsrisiko.

So hilft Knoblauch

Da die Frage, in welcher Form Knoblauch zur Stärkung des Immunsystems am effektivsten angewendet wird, (noch) nicht beantwortet ist, gilt auch hier: Wählen Sie ganz nach Ihrem eigenen Gusto die Rezeptur aus, die Ihnen am besten bekommt. Die Wirkung lässt sicher nicht lange auf sich warten.

Hoffnung für Krebspatienten

Knoblauch kann die Krebsgefahr vermindern. Das ist mittlerweile in verschiedenen Studien und Untersuchungen belegt worden. US-Mediziner haben zum Beispiel entdeckt, dass Menschen, die regelmäßig Knoblauch essen, ein geringeres Risiko für Magen- und Darmkrebs haben. Aufgrund verschiedener Studien und Tests in den USA und in China ist anzunehmen, dass verschiedene Inhaltsstoffe des Knoblauchs noch weitere Krebsarten verhindern können: Brustkrebs, Darmkrebs, Speiseröhrenkrebs, Prostatakrebs, Hautkrebs und Magenkrebs. Das Ergebnis der Untersuchungen hing teilweise davon ab, auf welche Weise und zu welchem Zeitpunkt Knoblauch zugeführt wurde. Tumorzellen reagierten beispielsweise auf Injektionslösung mit Knoblauchextrakt vor einer Strahlentherapie stärker als nach der Bestrahlung.

Freie Radikale

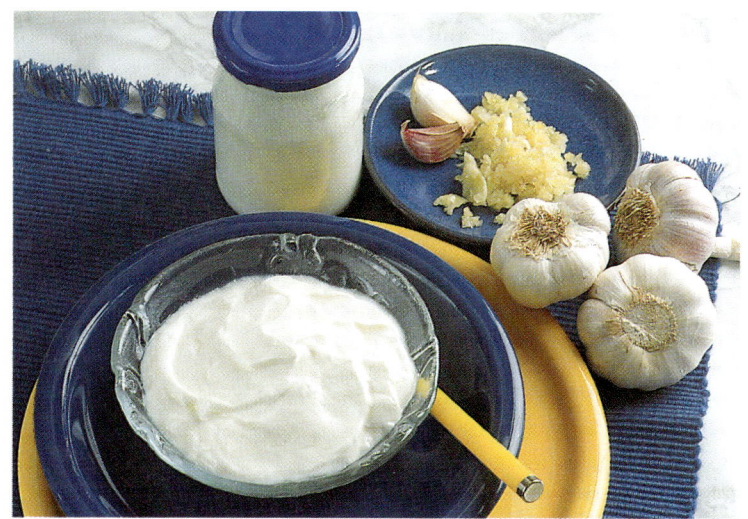

Roher Knoblauch schmeckt sehr scharf. Sie sollten ihn daher z. B. mit Joghurt mischen; das lindert die Schärfe.

Von allen Gemüsearten, deren Inhaltsstoffe eine Schutzwirkung gegen bösartige Tumoren haben, wird Knoblauch von deutschen Ernährungswissenschaftlern als am wirkungsvollsten eingestuft.

Ein natürlicher Radikalfänger

Die vielversprechenden Ergebnisse zur Krebsbekämpfung sind unter anderem damit zu erklären, dass bestimmte Inhaltsstoffe des Knoblauchs auch in der Lage sind, gegen freie Radikale zu Felde ziehen. Freie Radikale, von denen bereits im Zusammenhang mit den Blutfetten die Rede war, sind aggressive Zellgifte, die lebenden Organismen äußerst gefährlich werden können. Sie setzen sich aus sauerstoffhaltigen Molekülen zusammen, die mit verschiedenen körpereigenen Strukturen chemische Verbindungen eingehen. Sie greifen die Zellen an und versuchen auch ins Zellinnere einzudringen und die dort gelagerten Träger der Erbsubstanz zu schädigen. Die Zelle geht daraufhin zugrunde. Oder aber sie verwandelt sich in eine Krebszelle und kann den ganzen Organismus schädigen.

Jung und vital mit Knoblauch

Freie Radikale sind aggressive Verbindungen, die in unserem Stofwechsel großen Schaden anrichten können. Sie werden mit der Entstehung von Diabetes, Krebs und Autoimmunerkrankungen in Verbindung gebracht.

Die Zellgifte heißen freie Radikale, weil sie sich eine Zeit lang frei bewegen. Sie entstehen im Stoffwechsel oder werden von außen zugeführt, zum Beispiel durch Zigarettenrauch, radioaktive Strahlen, manche Medikamente, Stickoxide, Ozon aber auch durch Alkohol und Drogen.

Die schädlichen Sauerstoffverbindungen werden mit einer Reihe von Krankheiten in Verbindung gebracht. An der Zuckerkrankheit (Diabetes), frühzeitiger Erblindung, Krebs und Autoimmunerkrankungen sollen sie beteiligt sein. Auch das vorzeitige Altern und die Arteriosklerose werden den reaktionsfreudigen Schurken angelastet. Neuesten Erkenntnissen zufolge sollen sie zumindest dafür verantwortlich sein, dass die Wände der Blutgefäße hart und unelastisch werden. Sogar die nachlassende Gedächtnisleistung im Alter soll auf das Konto der freien Radikale gehen.

Doch der Organismus steht dem Angriff der Terroristen nicht machtlos gegenüber. Er kann gleich mehrere »Radikalfänger« mobilisieren. Melatonin zum Beispiel, ein Hormon, das die Zirbeldrüse nachts produziert. Körpereigene Enzyme machen ebenfalls Jagd auf die Zellgifte. Doch auch mit der Nahrung aufgenommene Vitamine und Mineralstoffe halten die aggressiven Chemikalien in Schach. Solche »Antioxidantien« sind vor allem Vitamin C, die Schutzvitamine E und A sowie seine Vorstufen, die Karotine, Kalzium, Selen und Zink.

Wissenschaftler haben unlängst entdeckt, dass die Inhaltsstoffe des Knoblauchs den Enzymen quasi Schützenhilfe geben, so dass den freien Radikalen bereits an Ort und Stelle das Handwerk gelegt werden kann.

ZERSTÖREN DIE FREIEN RADIKALE

- Vitamin A, Beta-Karotin, Vitamin C, Vitamin E
- Kalzium
- Selen, Zink

So hilft Knoblauch

* Ein bis zwei Knoblauchzehen dreimal täglich am besten roh essen. Manche Mediziner empfehlen, den Knoblauch mit etwas Magerjoghurt einzuehmen. Die Milchsäurebakterien im Joghurt, auch im Sauerkraut und Sauergemüse, wirken offenbar über die Stimulierung des Immunsystems der Krebserregung entgegen.

FÜR EINE GEREGELTE VERDAUUNG

Ursachen für Verdauungsprobleme

* Überfüllter Magen: Die Folgen sind saures Aufstoßen und Blähungen.
* Das Eingeweidesystem funktioniert nicht richtig und es entstehen Probleme bei der Aufnahme und Verarbeitung der Nährstoffe oder dem Abtransport der Stoffwechselabfälle. Folgen sind Völlegefühl, Aufstoßen, Blähungen, Bauchknurren, Darmkrämpfe oder Verstopfung. Brennende und nagende Schmerzen im Oberbauch, Übelkeit, Appetitlosigkeit und Hämorrhoiden sind häufige Folgen einer Funktionsstörung der Organe.
* Sofern nicht Entzündungen oder andere ernsthafte Erkrankungen die Beschwerden hervorrufen, sind meist Fehlernährung, Überempfindlichkeit auf bestimmte Nahrungsmittel, Übergewicht oder seelische Belastungen der Grund für die Verdauungsschwäche. Bei anhaltenden Beschwerden muss jedoch unbedingt ein Arzt die Ursache abklären.

So hilft Knoblauch

* Unter anderem regt er die Produktion von Verdauungsenzymen an. Damit hilft er dem Körper, die erforderlichen Nährstoffe aufzunehmen und überflüssige und schädliche Stoffe wieder loszuwerden.

Achtung

Gehen Sie zum Arzt, wenn Magen-Darm-Beschwerden häufiger auftreten.

Selen gegen Gifte im Körper

Selen hält die Gewebe elastisch, die Arterien frei und reguliert den Blutdruck. Außerdem hilft das Spurenelement bei der Beseitigung von Quecksilber und Kadmium.

Vor allem das Spurenelement Selen hat die Aufmerksamkeit der Forscher geweckt. Es steckt im Knoblauch in der höchsten Konzentration, die bislang in einem Nahrungsmittel entdeckt wurde.

Selen sorgt nach neuesten Erkenntnissen dafür, dass das Gewebe elastisch bleibt, die Arterien nicht verstopfen und der Blutdruck nicht zu stark in die Höhe klettert und dass die Muskeln, besonders der Herzmuskel, ausreichend mit Sauerstoff versorgt werden. Darüber hinaus hilft das Spurenelement dem Körper, Schadstoffe wie Quecksilber, Kadmium und Silber loszuwerden. Diese Giftstoffe belasten den Organismus, denn sie müssen zusätzlich zu den vom Stoffwechsel produzierten Abfällen verarbeitet und ausgeschieden werden.

Überlasteter Stoffwechsel

Der komplizierte chemische Prozess, bei dem der Organismus die zugeführten Stoffe zerlegt, verändert und verwertbar macht – und überschüssige Substanzen ausscheidet –, bezeichnen Mediziner als Stoffwechsel. Die Ausleitung der löslichen und nichtlöslichen Endprodukte des Stoffwechsels erfolgt mit Hilfe von Wasser über die vier Entgiftungssysteme: Die Nieren scheiden die Stoffe über den Urin aus, die Lunge mit dem Wasserdampf über die Atemluft, die Haut durch den Schweiß und der Darm mit dem Kot. Die Entgiftungs- und Ausleitungsorgane sind oft schon überlastet, weil zu viele Stoffe verarbeitet werden müssen.

Der Körper verfügt über vier Entgiftungssysteme: Nieren, Lunge, Haut und Darm.

Problematisch wird es, wenn der Körper obendrein viele Fremdstoffe und Umweltgifte, die wir tagtäglich in kleinen Mengen mit dem Essen, Trinken, der Luft und dem Wasser aufnehmen, bewältigen muss. Die Eindringlinge verändern das innere Milieu des Organismus und bringen so die natürlichen Abläufe gehörig aus dem Konzept.

Um das zu verhindern, ist Knoblauch den Studien zufolge eine hervorragende Hilfe. Denn Selen und andere Wirkstoffe der Pflanze neutralisieren die Gifte im Verdauungstrakt, im Blut und in den Nieren. Hodenschäden durch Kadmium und Hirnschäden durch Quecksilber können sich den Studien zufolge bei regelmäßiger Zufuhr von Knoblauch zurückbilden. Erfahrungsberichte über den Einsatz von Knoblauch bei Schwermetallvergiftungen kommen aus Japan und Russland. Dort scheint es gelungen zu sein, Schwermetalle unschädlich zu machen, wertvolle Mineralien wie Kalzium, Magnesium, Kalium und Zink aber zu erhalten.

Der hohe Gehalt an Selen spielt offenbar auch beim Strahlenschutz eine Rolle. Im österreichischen Atomforschungszentrum hatten Ärzte ein Jahr nach dem Reaktorunfall in Tschernobyl Zellkulturen radioaktiv bestrahlt und mit Knoblauchsaft getränkt. Das erstaunliche Ergebnis: Die Zellen hatten die Strahlung überstanden, eine knoblauchfreie Vergleichskultur ging jedoch zugrunde.

Österreichische Wissenschaftler haben beobachtet, dass Zellen radioaktive Strahlung überstehen, wenn sie mit Knoblauchsaft getränkt worden sind.

So hilft Knoblauch

✳ Drei bis vier Knoblauchzehen über den Tag verteilt roh verzehren. Ideal ist Knoblauch auch in Kombination mit mineralstoffreichen bzw. zink- und selenreichen Nahrungsmitteln.

Die besten Quellen für Zink sind Haferflocken, Vollkornbrot, Vollmilch, Kartoffeln und Bananen. Selen ist reichlich enthalten in Eiern, frischer Milch und Kohlrabi.

✳ Zur Blutreinigung: Frische Knoblauchzehe zerdrücken und den Duft tief einatmen.

✳ Zur Entschlackung von Stoffwechselabfällen, die sich im Blut, im Bindegewebe, den Muskeln, Gelenken und Organen angesammelt haben: Vier bis sechs Wochen lang täglich eine zerdrückte Knoblauchzehe mit Quark, im Salat, in Suppen oder mit Mineralwasser zu sich nehmen.

Knoblauch sollte nicht zuletzt aufgrund seiner antibiotischen Wirkung Bestandteil einer ausgewogenen Ernährung sein.

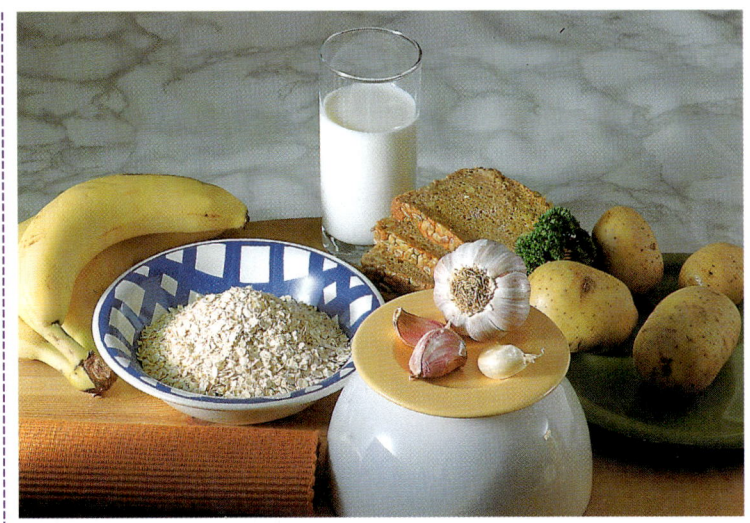

Knoblauch als Bakterienkiller

Knoblauch ist ein natürliches Antibiotikum. Das hat die Volksmedizin schon lange erkannt – die moderne Wissenschaft hat es experimentell nachgewiesen.

Heute wissen wir, dass Knoblauch eine hervorragende sanfte Alternative zu den herkömmlichen Antibiotika ist, weil es bei den Bakterien zwischen Freund und Feind unterscheiden kann. Knoblauch hemmt nämlich nur die krankheitserregende Spezies und verschont die nützlichen Arten. Das ist ein ganz erstaunlicher Effekt, den selbst moderne Medikamente gegen bakterielle Infektionen, die Antibiotika, häufig nicht erreichen. Diese Mittel können zwar, zur rechten Zeit und mit Vorsicht verwendet, lebensrettend sein. Sie können aber auch die Abwehrsysteme des Körpers nachhaltig schwächen.

Je nachdem, ob eine antibiotisch wirkende Substanz gegen wenige oder viele verschiedene Bakterien wirksam ist, greift sie nachhaltig in das mikroökologische Gleichgewicht der körpereigenen Bakterienflora ein. So zum Beispiel im Darm.

Knoblauch trennt Freund und Feind

Hier tummeln sich an die 500 verschiedene Bakterienarten. Darunter viele nützliche Helfer, die Nahrung aufspalten, Nährstoffe und Vitamine bereitstellen und überflüssige Abfallprodukte des Stoffwechsels entsorgen. Neben den Darmbewohnern, die für die Verdauung nötig sind, siedeln sich mitunter andere Mikroorganismen in großer Zahl an.

Ist die physiologische Zusammensetzung der Darmflora jedoch gestört, kann sich das mit typischen Beschwerden bemerkbar machen, wie Verstopfung, Völlegefühl, Blähungen oder Krämpfe. Aber auch eine Reihe anderer Symptome und Krankheiten können daraus entstehen, die auf Anhieb nicht mit dem Darm in Verbindung gebracht werden: Kopfschmerzen, Schwindel, Müdigkeit, Rheuma, Hautausschläge, Bronchitis, Heuschnupfen, Asthma.

Knoblauch hat im Kampf gegen Infektionskrankheiten gleich mehrere Trümpfe in der Hand. Als Breitspektrum-Antibiotikum vernichtet es schädliche Bakterien. Zugleich stärkt es die körpereigenen Abwehrkräfte, indem es die Bildung von weißen Blutkörperchen (Leukozyten) anregt.

Verstopfung, Völlegefühl, Blähungen und Krämpfe weisen auf eine gestörte Darmflora hin. Knoblauch verhindert ein Überhandnehmen schädlicher Mikroorganismen.

ANTIBIOTISCHE WIRKUNG DES KNOBLAUCHS

* Roher Knoblauch tötet schädliche Bakterien im Darmtrakt.
* Zerdrückter Knoblauch mit Wasser als Spülung oder die Zehe direkt in die Vagina eingeführt, vernichtet infektiöse Organismen im Vaginaltrakt.
* Die Schwefelkomponenten des Knoblauchs, die beim Zerkauen freigesetzt und eingeatmet werden, greifen die Bakterien und Viren in den Atemwegen an.
* Nasentropfen mit Knoblauchöl killen Erkältungs- und Grippeviren an Ort und Stelle.
* Pilzwachstum auf der Haut ist mit Knoblauchsaft beizukommen.

Die Experten gehen davon aus, dass sich der Helikobakter-Keim bei der Hälfte der Bevölkerung im Magen eingenistet hat.

KNOBLAUCH GEGEN HELIKOBAKTER PYLORI

Derzeit versuchen Fachleute herauszufinden, in welcher Weise Knoblauch auf das Bakterium Helikobacter pylori wirkt. Dieser erst vor wenigen Jahren entdeckte Keim kann sich in der Magenschleimhaut ansiedeln. Er wird unter anderem für die Entstehung von Magengeschwüren und Magenkrebs verantwortlich gemacht.

Wissenschaftler im US-Bundesstaat Seattle haben beobachtet, dass der Verzehr von zwei Knoblauchzehen täglich offenbar ausreicht, um dem Helikobakter das Handwerk zu legen. Eine Hoffnung insbesondere für Menschen, die ein hohes Magenkrebsrisiko haben oder bereits gegen jene Antibiotika resistent sind, mit denen der Erreger auf herkömmliche Weise ausgerottet wird.

Allerdings: Da Knoblauchdragees, die mit einer »magenfreundlichen« Hülle versehen sind, den Magen unverdaut passieren und erst im Darm ihre Wirkstoffe freisetzen, können sie gegen den hartnäckigen Magenbewohner vermutlich nichts ausrichten.

Selbst in einer Verdünnung von 1 : 125 000 – das entspricht einem Tropfen Allizin auf mehr als 60 Liter Wasser – macht Knoblauch den krankmachenden Keimen, Maden und Würmern den Garaus. Dennoch ist die Knolle nicht ganz so stark, wie beispielsweise Penizillin.

Dafür hat Knoblauch einen unschätzbaren Vorteil: Die Erreger bilden gegen die natürlichen Pflanzenkräfte keine Resistenzen.

Zudem muss man bei der Verwendung von Knoblauch nicht mit den sonst üblichen Nebenwirkungen der schweren pharmazeutischen Geschütze rechnen.

Viren mögen keinen Knoblauch

Da selbst modernste Antibiotika gegen Viren machtlos sind, können sie bei vielen akuten Erkrankungen nichts ausrichten. Bei Infektionen der Atemwege – wie Schnupfen, Kehlkopfentzündung, Bronchitis – sind aber fast immer die Viren in der Überzahl. Die Inhaltsstoffe des Knoblauchs können außer Bakterien auch anderen Krankheitserregern wie Viren, Pilze, Würmer oder Einzeller (Protozoen) den Riegel vorschieben. Daher sprechen so viele Krankheiten – vom banalen Schnupfen über Magen-Darm-Beschwerden und Harnwegsinfektionen bis hin zu Virusenzephalitis, Herpes und Seuchen wie Cholera und Typhus – auf eine Behandlung mit Knoblauch an.

Auch gegen die Virusgrippe (Influenza) soll Knoblauch, chinesischen Experimenten zufolge, wirksam sein. Wobei unter Virusgrippe nicht die eher harmlosen fieberhaften Erkältungen (»grippalen Infekte«) zu verstehen sind, die mit Husten, Schnupfen und manchmal auch mit Magen-Darm-Beschwerden einhergehen. Die echte Virusgrippe ist eine Seuche, die sich in kurzer Zeit zu einer Epidemie entwickeln kann. Vor allem bei besonders geschwächten Menschen kann sie schwerste gesundheitliche Schäden nach sich ziehen.

Knoblauch bekämpft Bakterien, Viren, Würmer, Pilze und Einzeller, daher ist er bei den verschiedensten Erkrankungen einsetzbar.

Knoblauch als Hilfe für Aidskranke?

In verschiedenen Untersuchungen versuchen Forscher herauszufinden, inwieweit Knoblauch mit seiner antimikrobiellen und antiviralen Wirkung gegen die Immunschwächekrankheit Aids eingesetzt werden kann. In einer Studie machten die Experten eine erstaunliche Beobachtung: Bei Patienten, die drei Monate lang nur eine Knoblauchzehe täglich eingenommen hatten, verbesserte sich die Immunabwehr zusehens. Symptome wie Genitalherpes, chronische Durchfälle, Kandida-Pilzinfektionen und wiederkehrende Fieberschübe ließen erkennbar nach.

Alltagsbeschwerden von A bis Z

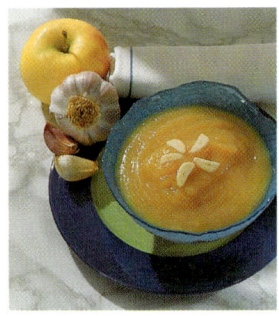

Knoblauch hat es in sich. Er ist eine sehr kräftige und wirksame Arznei, die bei allen Arten gesundheitlicher Beschwerden hilfreich ist. Dies gilt für »Alltagsbeschwerden«, bei denen Sie gut ohne Arzt auskommen, wie auch für ernsthaftere Erkrankungen, bei denen Knoblauchrezepturen oftmals die Therapie durch den Haus- oder Facharzt ideal ergänzen.

Knoblauchrezepturen helfen gegen »Alltagsbeschwerden«.

Dem Körper eine Chance geben

Denken Sie aber bitte daran, dass es sich bei den praxiserprobten Anwendungen um allgemeine Empfehlungen handelt. Verringern Sie die Dosis und Dauer, falls Ihnen die würzige Medizin zu kräftig erscheint. Und legen Sie noch etwas zu, wenn es Ihrer Gesundheit gut tut.

Gehen Sie jedoch behutsam vor, wenn Sie bisher noch keinen Knoblauch gegessen haben. Geben Sie Ihrem Körper eine Chance, sich mit der duftenden Naturarznei anzufreunden. Beginnen Sie mit einer kleinen Menge und steigern Sie die Dosis allmählich.

Die Tagesmenge soll dem Körper über den Tag verteilt zugeführt werden.

Wer einen empfindlichen Magen hat, sollte rohen Knoblauch zu den Mahlzeiten oder unmittelbar danach essen. Oder die Knoblauchzehe zerkleinern, mit Orangensaft mischen und in kleinen Schlucken trinken. Auch mit Joghurt oder Honig kombiniert verliert Knoblauch an Schärfe. Das Gleiche bewirken die Pektine und Enzyme eines frischen Apfels: Den Apfel gut zerkauen und dann den Knoblauch dazu essen. Gehackter Knoblauch in Apfelmus erfüllt den gleichen Zweck.

Den Arzt nicht vergessen

Wenn Sie rohen Knoblauch nicht mögen oder nicht vertragen, können Sie bei den meisten Anwendungen die Säfte, Suppen, Öle, Bäder und Klistiere durch Kapseln, Pillen, Dragees oder Extrakte ersetzen. Ganz gleich aber, ob Sie nun rohen Knoblauch oder ein Fertigarzneimittel verwenden, wichtig ist, dass Sie nicht die ganze Menge auf einmal nehmen, sondern Ihrem Körper die Wirkstoffe über den Tag verteilt zuführen.

Bei ernsthaften und langwierigen Problemen sollten Sie jedoch medizinischen Rat einholen. Schließlich kann sich selbst hinter einem scheinbar banalen Symptom, wie etwa Kopfschmerzen oder ständiger Müdigkeit, eine ernste Krankheit verbergen. Nur mit einer richtigen Diagnose lässt sich die Erkrankung gezielt bekämpfen.

Als Faustregel gilt: Wenn sich ein akuter Zustand nach drei Tagen nicht bessert, sollten Sie einen Arzt hinzuziehen.

Allergischer Schnupfen

Bei dem allergischen Schnupfen reagiert der Organismus auf Substanzen, die aus der Umwelt, den Nahrungsmitteln oder dem eigenen Stoffwechsel stammen. Typisch für allergischen Schnupfen: Die Nasenschleimhäute sind geschwollen, der Schleim ist wässrig, es kommt zu Niesanfällen und die Augen jucken (Bindehautentzündung.) Beim »Heuschnupfen« tritt diese Reaktion vor allem zu Zeiten des Pollenflugs auf. (siehe auch »Schnupfen« Seite 103)

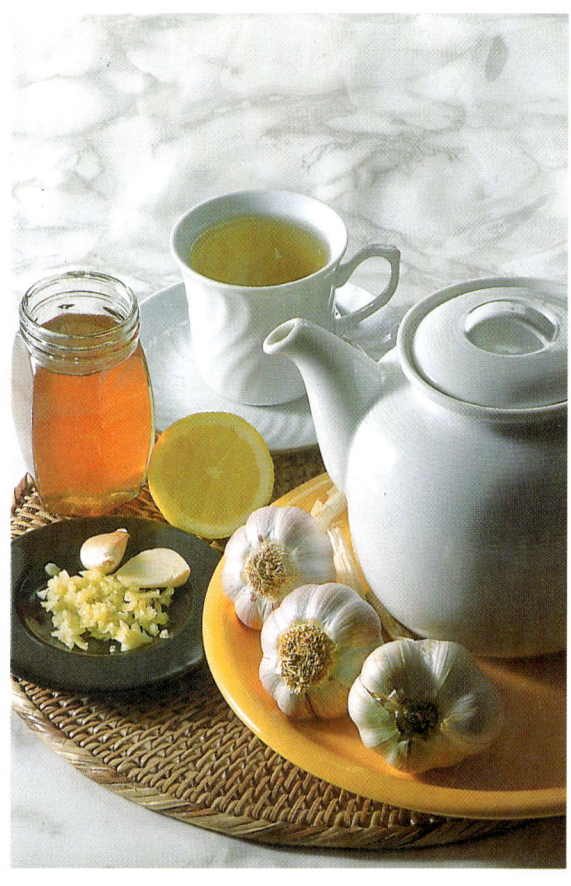

Knoblauchtee hilft bei Erkältungen, Bronchitis und asthmatischen Anfällen.

Alltagsbeschwerden von A bis Z

Achtung

Bei Magengeschwüren oder bei Einnahme von Arzneimitteln, die die Blutgerinnung verzögern, sollte Knoblauch nur in Absprache mit dem Arzt eingenommen werden.

Zur Herstellung von Knoblauchöl, Knoblauchtee, Knoblauchsirup usw. lesen Sie das Kapitel »Knoblauchrezepturen«, Seite 23–32.

So hilft Knoblauch

Knoblauch verhindert, dass der Körper Histamine und andere Substanzen vermehrt produziert. Diese Stoffe führen im Gewebe des Atemtraktes zu überschießenden Reaktionen. Dabei wirkt Knoblauch nicht nur abschwellend auf die Schleimhäute, sondern er kann die Wirkung anderer Arzneien noch verstärken. In Tablettenform sollten dreimal täglich 400 Milligramm Knoblauch genommen werden, möglichst schon vor der Allergiesaison, so dass bei akutem Bedarf die Dosis entsprechend erhöht werden kann.

✱ Morgens und abends Knoblauchtee mit einem Schuss Zitrone und etwas Honig trinken.

✱ Bei verstopfter Nase: Zwei Knoblauchzehen in einer halben Tasse Wasser ausdrücken, den Knoblauch durchseihen, Flüssigkeit in eine Tropfflasche füllen. Davon zehn Tropfen in jedes Nasenloch geben, dreimal am Tag, drei Tage lang. Danach sollte die Nasenatmung freier sein.

✱ Bei Pollenallergie: Knoblauch- und Petersiliensaft mischen. Alle vier Stunden einen Esslöffel nehmen, viermal am Tag, einige Tage lang.

✱ Dämpft allergische Reaktionen: Kalziumhaltiges Heilwasser mit fünf Tropfen Knoblauchtinktur mischen.

Angst und Depressionen

Jeder Mensch kennt Gefühle von Angst und Niedergeschlagenheit. Sie können konkrete Ursachen haben oder seelisch bedingt sein. Auch manche organische Funktionsstörungen und Erkrankungen (von Schilddrüse, Herz oder Lunge) können Angst oder depressive Verstimmungen auslösen. Sie äußern sich durch Antriebsarmut, Reizbarkeit, Stimmungsschwankungen und Schlafstörungen sowie körperliche Beschwerden wie Kopfschmerzen, plötzliche Schweißausbrüche, Herzrasen und Atemnot.

Hilfe für Asthmatiker

So hilft Knoblauch

Knoblauch gilt als natürlicher Stimmungsaufheller, da er die Produktion von Serotonin ankurbelt. Dieses »Glückshormon« ist wichtig für die seelische Ausgeglichenheit.

* Viel rohen Knoblauch zu den Mahlzeiten essen.
* Serotoninschub: Bananenmilch mit einer Knoblauchzehe verquirlen. Dreimal am Tag vor den Mahlzeiten trinken.
* Ein Schnapsglas Knoblauchtonikum vor den Hauptmahlzeiten trinken.
* Eine Portion rohes Sauerkraut essen, mit einem Schuss Knoblauchsaft abschmecken.
* Eine zerhackte Knoblauchzehe und einen gehäuften Esslöffel Johanniskraut mit einer Tasse heißem Wasser übergießen. 15 Minuten ziehen lassen. Schluckweise trinken.

> **Achtung**
>
> *Asthmatische Atemwegsbeschwerden gehören in die Hand eines Arztes. Knoblauch dient lediglich zur Unterstützung der Behandlung!*

Atemnot

Erkältungen, Infektionskrankheiten oder allergische Reaktionen, beispielsweise auf Luftverschmutzung, können Atembeschwerden und Atemnot auslösen, aber auch seelische Erregungszustände. Zu der anfallsweise auftretenden Atembehinderung kommt es, weil die Belüftung der Lunge durch übermäßige Schleimbildung behindert ist. Asthmatische Atemwegsbeschwerden, bei denen die Bronchien krampfartig verengt sind, müssen ärztlich behandelt werden.

So hilft Knoblauch

In den USA haben empirische Studien gezeigt, dass Asthmatiker mit geringeren Kortisongaben auskamen, wenn sie gleichzeitig Knoblauch einnahmen.

* Bei Anzeichen eines Anfalls von Atemnot eine Knoblauchzehe zerkleinern und mit einem Teelöffel Honig schlucken.
* Eine Tasse Essig mit einer Tasse Honig und den zerkleinerten Zehen einer Knolle mischen. Kühl stellen. Davon dreimal

täglich einen Teelöffel einnehmen, bis die Beschwerden nachlassen.

✳ Amerikanisches Hausmittel: Knoblauchzehen in dünne Scheiben schneiden, in eine Schüssel legen, mit Ahornsirup bedecken. Fünf Stunden ziehen lassen. Danach den Sirup in ein Glas füllen und im Kühlschrank lagern. Bei Bedarf einen Teelöffel davon nehmen.

Blähungen

Durch zu hastiges Essen, Luftschlucken, falsche Ernährung oder bei krankhaft gestörter Verdauung sammeln sich übermäßig viele Gase im Magen-Darm-Trakt oder in der Bauchhöhle an. Auch Gallensteine oder Nervosität und Stress können dazu führen, dass die Bauch- und Magengegend schmerzhaft aufgetrieben ist.

So hilft Knoblauch

✳ Waschlappen mit heißem Knoblauchtee tränken, auf den Bauch legen, auskühlen lassen. Ein, zwei Mal wiederholen.
✳ Eine Tasse heißen Kümmeltee mit einem Teelöffel Knoblauchsirup mischen, zwischen den Mahlzeiten trinken.
✳ Ein halbes Glas Knoblauchtonikum vor dem Essen trinken.
✳ Vorbeugend: Täglich eine in Sirup eingelegte Knoblauchzehe essen.

Blutdruck, hoher

Ungesunde Ernährungs- und Lebensweise, hormonelle Fehlsteuerungen, Stoffwechselstörungen und seelisches Ungleichgewicht können den Blutdruck in die Höhe treiben. Anzeichen können sein: Schlaflosigkeit, morgendlicher Kopfschmerz und Schwindel, Augentrübung und andere Sehstörungen, Atemnot, Gefäßkrämpfe, Stimmungsschwankungen, verminderte körperliche und geistige Leistungsfähigkeit.

Achtung

Legen Sie einen mit heißem Knoblauchtee getränkten Lappen auf den Magen, und lassen Sie ihn auskühlen. Sie werden sehen, es hilft gegen Blähungen.

Mindestens jeder zehnte Erwachsene hat einen dauerhaft erhöhten Blutdruck. Die Ursachen des weit verbreiteten Leidens sind nur schwer auszumachen, bei vier von fünf Patienten gelingt es nicht. Sie haben eine »essenzielle Hypertonie« – so nennen Mediziner einen Bluthochdruck ohne erkennbare Ursache. Bei den anderen »Hypertonikern« können Erkrankungen der Nieren, der inneren Drüsen, des Herzens und nicht zuletzt der Nerven dahinterstecken.

So hilft Knoblauch

* Zur Vorbeugung: Täglich eine Tasse Knoblauchtee trinken.
* Kräftigt das Herz und stabilisiert den Blutdruck: Eine Tasse Weißdorntee mit 20 Tropfen Knoblauchtinktur mischen, dreimal am Tag trinken.
* Zwei bis vier rohe Knoblauchzehen mit frischer Brunnenkresse oder Petersilie essen.
* Zerdrückten Knoblauch mit Wasser aufgießen und trinken. Heilwasser mit hohem Anteil an Hydrogencarbonat, Kalzium und Magnesium hilft den Blutdruck zu normalisieren.

Knoblauch wirkt blutdrucksenkend. Doch wenn der Wert über 100 mmHg liegt, muss auf alle Fälle ein Arzt konsultiert werden.

BLUTDRUCKWERTE

Der Blutdruck gilt als erhöht, wenn jemand über einen längeren Zeitraum im Tagesdurchschnitt Werte misst, die höher sind als 160:95. Der Blutdruck wird in Millimeter Quecksilbersäule (mmHg) angegeben. Mediziner teilen den Bluthochdruck (Hypertonie) meist nach dem diastolischen (dem zweiten) Wert in drei Gruppen ein:

* Milder Hochdruck: Diastolischer Wert von 90 bis 104 mmHg.
* Mittelschwerer Hochdruck: Diastolischer Wert 105 bis 114 mmHg.
* Schwerer Hochdruck: Diastolischer Wert höher als 115 mmHg.

Blutdruck, niedriger

Mit Schwindelgefühlen, Kopfdruck, schlechtem Stehvermögen, schneller körperlicher und geistiger Ermüdbarkeit, Neigung zu Ohnmacht und vor allem Mattigkeit am frühen Morgen kann sich niedriger Blutdruck äußern. Er entsteht häufig durch eine Fehlsteuerung des vegetativen Nervensystems. Ein plötzlicher Blutdruckabfall kann eine Nebenwirkung von Medikamenten oder Drogen sein.

So hilft Knoblauch

* Lappen in kaltes Knoblauchwasser tauchen, den Körper von den Füßen bis zum Hals damit abwaschen.
* Eine Badewanne mit kaltem Wasser füllen, einen Liter Knoblauchtee zugeben und für ein paar Sekunden bis zum Bauchnabel ins Wasser setzen.
* Einen Esslöffel Knoblauchtinktur in einer Tasse mit schwarzem Kaffee verrühren. Zum Frühstück trinken.
* Ein halbes Glas Möhrensaft mit einem Teelöffel Knoblauchöl vor dem Frühstück.
* Eine Handvoll Knoblauchzehen entsaften oder auspressen, mit dem Saft einer Zitrone mischen. Kühl aufbewahren. Von der Mischung einen Teelöffel voll mit einem Glas Wasser nach den Mahlzeiten einnehmen.

Eine richtige Einstellung des Blutdrucks ist wichtig. Zu hoher Blutdruck ist ein wesentlicher Risikofaktor für Arteriosklerose, niedriger Blutdruck äußert sich in Schwindel, Ermüdbarkeit und Neigung zu Ohnmachten.

Durchfall

Plötzlicher Durchfall ist keine eigenständige Erkrankung, sondern ist eine Begleiterscheinung oder wird ausgelöst von Aufregung, Stress, Infektionen, Allergien, verdorbenen Nahrungsmittel, Darmparasiten oder Antibiotika. Die häufigen breiigen bis wässrigen Stühle sind oft begleitet von krampfartigen Bauchschmerzen sowie Erbrechen und Fieber. Bei der Behandlung geht es vor allem darum, die Giftstoffe aus dem Körper zu entfernen.

So hilft Knoblauch

✳ Viel trinken, zum Beispiel schwarzen Tee mit einem Teelöffel Knoblauchsirup, oder Mineralwasser ohne Kohlensäure mit einem Teelöffel Knoblauchsaft.
✳ Dreimal täglich Knoblauchkapseln mit insgesamt 1500 Milligramm Pulveranteil zu den Mahlzeiten einnehmen
✳ Nach jeder Mahlzeit eine in Sirup eingelegte Knoblauchzehe essen.
✳ Stündlich einige Schlucke Knoblauchsaft einnehmen, bis die Beschwerden nachlassen.
✳ Eine Tasse heiße Hühnerbrühe mit einer zerdrückten Knoblauchzehe trinken.
✳ Ein Glas warme Milch mit einer Messerspitze Knoblauchpulver verrühren und langsam trinken.
✳ Auf Reisen zur Vorbeugung Knoblauch essen, damit die Krankheitserreger keine Chance haben.
✳ Ideale Kombination: Knoblauch mit Azidophilus-Kapseln bei Fehlbesiedelungen der Darmflora (Dysenterie). Knoblauch hilft die Viren und Bakterien zu zerstören, während die Kapseln die Darmschleimhaut wieder aufbauen.
✳ Besänftigt den Darm: Eine Tasse lauwarmes Reiswasser mit einem Teelöffel Knoblauchsaft und einer Prise Knoblauchsalz mischen, in kleinen Schlucken trinken.

Achtung

Gehen Sie auf alle Fälle zum Arzt, wenn der Durchfall länger als drei Tage anhält, bei Babys und Kleinkindern länger als 24 Stunden.

Darmträgheit

Sofern keine organischen Ursachen vorliegen, ist meist mangelnde Bewegung und falsche Ernährung der Hauptgrund dafür, wenn der Darm zu langsam arbeitet und sich mitunter erst nach fünf oder mehr Tagen mit hartem Stuhl entleert. Durch Flüssigkeitsmangel kann Darmträgheit entstehen, aber auch durch eine bakterielle Fehlbesiedelung des Darms (siehe Seite 58ff.), durch bestimmte Medikamente und nicht zuletzt durch den häufigen Gebrauch von Abführmitteln.

Alltagsbeschwerden von A bis Z

Zwei Vorzüge in einer Knolle: heilende Wirkung und kulinarischer Genuss (siehe Seite 114ff.).

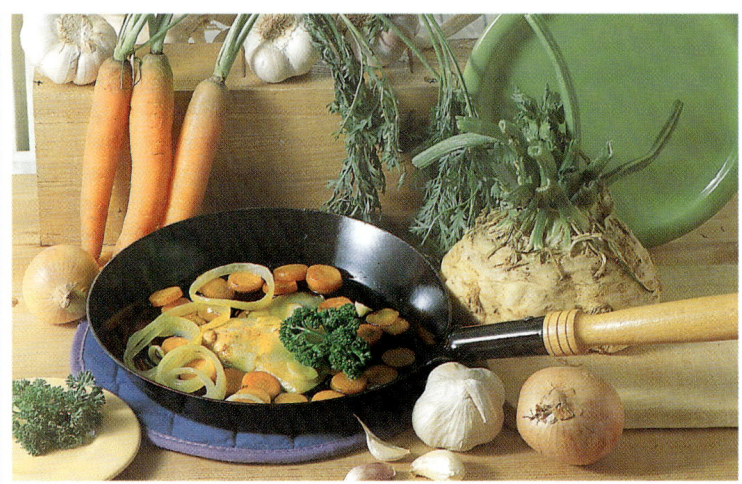

So hilft Knoblauch

Das Allizin im Knoblauch regt die Bewegung der Darmwände (Peristaltik) an. Außerdem fördert Knoblauch den Gallenfluss und die vermehrte Zufuhr von Gallensäften hat eine mild abführende Wirkung.

✳ Bei hartnäckiger Verstopfung Darmeinlauf mit warmem Knoblauchtee und einem Esslöffel Olivenöl.

✳ Bringt den Darm in Bewegung: Ein Glas Knoblauchwasser auf nüchternen Magen trinken.

✳ Regt die Verdauungssäfte an: Vor den Mahlzeiten einen Esslöffel Knoblauchtonikum einnehmen.

✳ Wirkt mild abführend: Sulfathaltiges Heilwasser mit zehn Tropfen Knoblauchtinktur mehrmals am Tag trinken.

✳ Zur Darmregulierung: Je 100 Gramm zerkleinerte Karotten, Knollensellerie und Zwiebeln in Weizenkeimöl mit zwei gehackten Knoblauchzehen weich dünsten.

✳ Als Zwischenmahlzeit: Warmes Apfelmus mit etwas Knoblauchsaft abschmecken.

✳ Zur Vorbeugung: Knoblauch so oft wie möglich als Würzmittel für Suppen, Salate und Beilagen verwenden.

Durchblutungstörungen

Kalte Hände oder Füße, gefühllose Finger oder Wadenschmerzen können erste Alarmzeichen dafür sein, dass die Gliedmaßen schlecht durchblutet sind.

Durchblutungsstörungen können auch in anderen, lebenswichtigen Organen auftreten und schwerwiegende Folgen haben, so zum Beispiel am Herzen oder im Gehirn (siehe Seite 41f.).

So hilft Knoblauch

* Knoblauchtee nach Geschmack mit anderen Kräuterteesorten mischen. Diese Pflanzen verbessern wie Knoblauch die Durchblutung selbst kleinster Gefäße: Ginkgo biloba, Herzgespann, Ingwer, Johanniskraut, Mistel, Rosmarin, Schafgarbe und Weißdorn.
* Eine zerdrückte Knoblauchzehe in ein Glas Wasser geben und nach den Mahlzeiten trinken.
* Russisches Hausmittel: Ein großes Glas mit einem Teil gehacktem Knoblauch und zwei Teilen Wodka füllen. Zwei Wochen lang an einem warmen Ort ziehen lassen, dann die Flüssigkeit abfiltern. Vor dem Mittagessen zwei Tropfen mit warmem Wasser einnehmen. Die Dosis täglich um einen Tropfen bis zu 25 Tropfen steigern. Danach täglich einen Tropfen weniger nehmen. Anschließend zwei Wochen Pause einlegen und die Prozedur wiederholen, bis der Knoblauchwodka aufgebraucht ist.

Erkältungen

Eine banale Erkältung beginnt meist mit leichtem Kribbeln und Kratzen im Hals. Danach steigt sie in den Kopf auf, verstopft die Nase und die Nebenhöhlen, so dass das Sekret nicht mehr ablaufen kann. Es kommt zu Kopfschmerzen. Oder die Entzündung wandert nach unten in die Luftröhre und die Bron-

---

Achtung

Kalte Hände oder Füße, gefühllose Finger oder Wadenschmerzen können Symptome von ernsten Durchblutungsstörungen sein.

chien. Die Stimmbänder reagieren mit Heiserkeit, die Bronchien mit einem Hustenreiz. Eine Erkältung wird meist durch Viren ausgelöst, die den Organismus befallen und sich leicht ausbreiten können, wenn die Immunabwehr geschwächt ist durch Nässe, Kälte, Stress oder Nährstoffmangel. Typische Symptome sind neben Husten, Schnupfen, Heiserkeit auch erhöhte Temperatur, Kopf-, Augen- und Gliederschmerzen, Appetitlosigkeit, Abgeschlagenheit und Kreislaufschwäche.

Erkältung wird auch als grippaler Infekt bezeichnet. Das ist aber nicht zu verwechseln mit der echten »Virusgrippe« (Influenza), einer regelrechten Seuche, die schwerste gesundheitliche Schäden nach sich ziehen kann. An der echten Grippe ist meist nur eine Virusart beteiligt, vor der eine gezielte Impfung schützen soll. Ein grippaler Infekt hingegen wird von mehr als 300 verschiedenen Virustypen hervorgerufen.

Ein geschwächtes Immunsystem macht es Viren leicht, sich im Körper auszubreiten und die typischen Erkältungssymptome wie Husten, Schnupfen, Fieber, Schwäche und Appetitlosigkeit hervorzurufen. Erkältungen oder grippale Infekte sind jedoch nicht mit der unter Umständen lebensbedrohlichen echten Virusgrippe (Influenza) zu verwechseln.

So hilft Knoblauch

In der Volksheilkunde wird Knoblauch seit jeher als Mittel gegen Erkältungskrankheiten verwendet. Er hat eine milde Wirkung, da er die Infekterreger vernichtet, ohne die körpereigene Bakterienflora zu schädigen.

✳ Zwei bis drei Knoblauchzehen dreimal am Tag roh essen.
✳ Geschälte Knoblauchzehe in die Backe schieben, einige Stunden im Mund behalten.
✳ Knoblauchzehe zerdrücken, mit einer Messerspitze Cayennepfeffer, dem Saft einer Zitrone und einem Teelöffel Honig mischen. Dreimal täglich zu den Mahlzeiten nehmen.
✳ Eine Knoblauchzehe zerdrücken, mit einer Tasse Hühnerbouillon aufgießen und heiß trinken.
✳ Zweimal täglich eine Tasse Knoblauchtee in kleinen Schlucken zwischen den Mahlzeiten trinken.
✳ Eine Zwiebel und eine Knoblauchzehe zerkleinern und in Olivenöl glasig dünsten.

✳ Eine zerkleinerte Knoblauchzehe, ein Glas Karottensaft und einen Teelöffel Mandelöl mischen. In kleinen Schlucken vor dem Frühstück trinken.
✳ Stärkt die Immunabwehr: Frische Spinatblätter oder Brokkoli in Weizenkeimöl dünsten, vor dem Verzehr mit leicht gerösteten Knoblauchstückchen bestreuen.
✳ Zu Beginn der Erkältung heißes Wannenbad (nicht bei Fieber!) mit einem Zusatz von Knoblauchöl und Thymianextrakt nehmen.
✳ Knoblauchöl in heißem Wasser auflösen und die Dämpfe einatmen.
✳ Sechs Knoblauchzehen zerdrücken, mit Schweineschmalz oder Vaseline mischen und auf die Fußsohlen streichen. Zum Schutz der Wäsche die Füße in einen Plastikbeutel stecken und leicht zubinden.
✳ Die Mischung möglichst über Nacht wirken lassen.

WANN IST EIN ARZTBESUCH NÖTIG?

Bei diesen Erkältungssymptomen sollte ein Arzt hinzugezogen werden:
✳ Die Körpertemperatur ist mehr als drei Tage lang höher als 38 °C.
✳ Das Fieber steigt über 39 °C.
✳ Ein Kind mit hohem Fieber sollte binnen 24 Stunden vom Arzt untersucht werden.
✳ Starke Schmerzen in den Ohren, den Nasennebenhöhlen, über den Augen oder im Brustkorb.
✳ Die Mandeln sind stark geschwollen und bereiten Schmerzen.
✳ Das Schlucken bereitet starke Beschwerden.
✳ Beim Husten oder Naseschneuzen lösen sich große Mengen grünlicher oder blutiger Schleim.
✳ Appetitverlust.
✳ Atemnot oder Kurzatmigkeit.

Bei hohem Fieber, starken Schmerzen in den Ohren oder beim Schlucken, bei Atemnot oder stark geschwollenen Mandeln ist ein Arztbesuch unbedingt anzuraten.

Fieber

Das Gesicht ist gerötet, der Patient schwitzt oder hat Schüttelfrost, die Gelenke schmerzen, er fühlt sich schläfrig. Fieber ist keine Krankheit, sondern eine Abwehrreaktion des Körpers gegen Infektionen, denn die erhöhte Temperatur schädigt die krankmachenden Erreger. Fieber stärkt die Abwehrkräfte und macht die Infektion weniger ansteckend, daher sollte der Fieberverlauf auch nicht künstlich beeinflusst werden. Wichtig sind Ruhe und viel trinken, um die durchs Schwitzen verlorengegangene Flüssigkeit zu ersetzen. Soll das Fieber aus medizinischen Gründen gesenkt werden, sind feuchte Wadenwickel oder kalte Waschungen bewährte Hausmittel.

Normalerweise liegt die Körpertemperatur bei Erwachsenen bei 37,2 °C, bei Kleinkindern um einiges höher. Temperaturen von 38 bis 39 °C gelten als mäßiges, von 39 bis 40 °C als hohes und über 40 °C als sehr hohes Fieber.

Knoblauch unterstützt die Immunabwehr und regt den Appetit an.

So hilft Knoblauch

✳ Unterstützt die Immunabwehr, regt den Appetit an: rohe Knoblauchzehen, Knoblauch als Brotaufstrich, im Salat, als Gemüsebeilage zu den Mahlzeiten.

✳ Bewährtes Hausmittel: Fußsohlen mit Vaseline bestreichen, anschließend mit einer aufgeschnittenen Knoblauchzehe einreiben oder mit zerdrücktem Knoblauch bedecken. Socken oder Plastikbeutel darüberziehen.

✳ Lindenblüten- oder Holunderblütentee mit einem Teelöffel Knoblauchsirup trinken.

Fußpilz

Zwischen den Zehen, auf Fußsohlen und Nägeln siedeln sich mikroskopisch kleine Pilze an. Die Haut wird rissig, schilfert ab, sie brennt und juckt. Selbst wenn den Erregern der Garaus gemacht wurde, können sie immer wiederkommen.

Lassen Sie möglichst häufig Luft an Ihre Füße.

So hilft Knoblauch

✳ Knoblauch auch innerlich anwenden, da er ein wichtiger Pilzbekämpfer ist: zwei bis drei Knoblauchzehen am Tag.
✳ Knoblauchzehe zerdrücken, auf die betroffenen Stellen legen. Eine halbe Stunde liegen lassen, anschließend mit Wasser abwaschen. Täglich wiederholen. Nach einer Woche sollte sich der Zustand verbessert haben.
✳ Die Füße in warmem Wasser baden, danach gut abtrocknen und mit Knoblauchöl einreiben.
✳ Füße in warmem Knoblauchessig und Wasser (1:1) baden.
✳ Zerhackten Knoblauch auf die Fußsohle legen, Socken darüberziehen und über Nacht wirken lassen.

> **Achtung**
>
> *Falls die Haut bei Verwendung von frischem Knoblauch zu warm wird und brennt, die Füße mit Wasser abwaschen und Knoblauchöl nehmen.*

FUSSPILZ VORBEUGEN

Schuhe und Socken mit Essigessenz und zehn Tropfen Knoblauchtinktur ausreiben. Das normale Paar Füße gibt am Tag etwa einen Viertelliter Feuchtigkeit oder Schweiß ab. Es braucht etwa 24 Stunden, bis Schuhe wieder völlig trocken sind. Daher sollten die Schuhe häufig gewechselt werden, wenn man zu Fußpilz neigt.

Gelenkbeschwerden

Zu Schmerzen in den Gelenken kann es durch starke Beanspruchung oder Fehlbelastungen kommen. Auch eine allgemeine Abnutzung, von der meist nur ein oder zwei Gelenke betroffen sind, führt zu Gelenkbeschwerden. Außerdem können Verletzungen, Infektionen, Rheuma, Gicht und andere Erkrankungen Schmerzen hervorrufen, die sich bei Bewegung oft verschlimmern. Da sich aus einer akuten Entzündung der Gelenke (Arthritis) eine chronische, nichtentzündliche Knorpel-, Knochen- und Gelenkkrankheit (Arthrose) entwickeln kann, ist rechtzeitiger fachkundiger medizinischer Rat wichtig.

So hilft Knoblauch

✳ Mit der saftigen Oberfläche einer frisch geschnittenen Knoblauchzehe über die schmerzende Stelle reiben. Bei empfindlicher Haut anstelle der rohen Zehe Knoblauchöl verwenden.

✳ Täglich rohen Knoblauch essen oder Knoblauchpräparate einnehmen.

✳ Kommt es bei nasskaltem Wetter zu Gelenkbeschwerden, hilft heißer Knoblauchtee. Stellen Sie Ihre nackten Fußsohlen auf zerhackten Knoblauch, während Sie den Tee trinken.

✳ Mehrmals täglich einige Schlucke Knoblauchtinktur mit etwas Wasser vermischt einnehmen. Zehn Tropfen auf ein Glas Wasser.

✳ Altes Hausmittel: Knoblauchzehe in etwas Schmalz zerdrücken, die schmerzenden Gelenke damit einreiben.

✳ Einen Waschlappen mit Knoblauchwasser tränken, zehn Minuten ins Gefrierfach legen, anschließend die schmerzende Stelle damit betupfen.

✳ Lindert akute Schmerzen: Ein Baumwolltuch in Knoblauchwasser oder verdünnte Knoblauchtinkur tauchen, auswringen, um das geschwollene Gelenk wickeln, trockene Tücher darüber geben.

✳ Mehrmals täglich einen Esslöffel Knoblauchessig mit etwas Wasser verdünnt einnehmen.

✳ Bei Gelenkverschleiß (Arthrose): Ein warmes Voll- oder Teilbad mit zugesetztem Knoblauchtee nehmen.

✳ Altes Hausmittel gegen »Gelenkknarren«: Dreimal täglich ein Glas Wasser mit einem Esslöffel Knoblauchessig trinken.

✳ Bei Gicht, die durch eine Ablagerung von Harnsäurekristallen in den Gelenken entsteht, Knoblauchtee im Wechsel mit Tee aus Birkenblättern, Schafgarbe oder Selleriesamen trinken, um die Ausscheidung der Harnsäure zu fördern.

✳ Einige Tropfen Knoblauchessig mit Wasser mischen. Heil-

Achtung

Wenn die Gelenke angeschwollen, heiß und rot sind, nicht mit Wärme behandeln!

wasser mit hohem Anteil an Natrium-Hydrogenkarbonat hilft die überschüssige Harnsäure im Urin auszuscheiden.

✳ In der Volksheilkunde sind Kirschen ein klassisches Mittel gegen das »Zipperlein«. Einige Tropfen Knoblauchtinktur in Kirschsaft genommen kann die Wirkung verstärken.

✳ Russisches Hausmittel bei Gicht: Wodka und Knoblauch in jeder Form. Diese Kombination soll sogar Nierensteine auflösen.

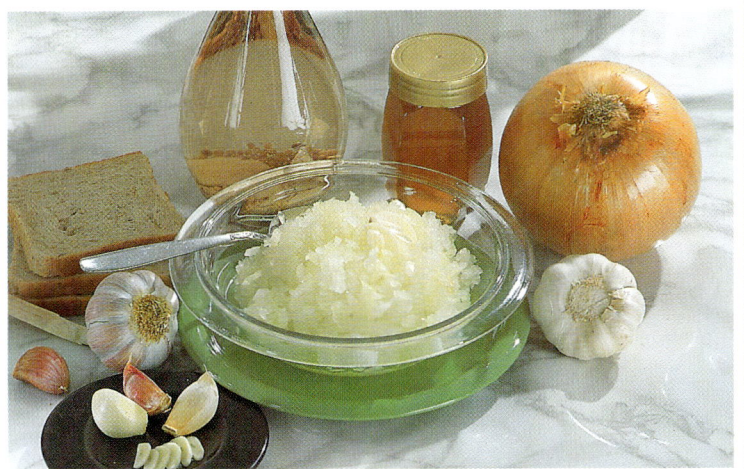

Schon im antiken Rom galt Knoblauch als Heilmittel gegen die verschiedenartigsten Leiden; so empfahl der Gelehrte Plinius bereits über 60 Knoblaucharzneien.

Hämorrhoiden

Wenn der Po juckt und schmerzt, sich blutige Spuren im Toilettenpapier zeigen oder sich fühlbare Knötchen am After befinden, sind wahrscheinlich Hämorrhoiden die Ursache. Diese blutgefüllten Venensäckchen am Ende des Mastdarms oder rund um den After können anschwellen und sich erweitern. Durch harten Stuhl kann die empfindliche Haut am After leicht verletzt werden. Starkes Pressen bei der Stuhlentleerung, Übergewicht, sitzende Lebensweise, Fehlernährung oder eine Schwangerschaft können die Entstehung der Hämorrhoiden begünstigen.

So hilft Knoblauch

Knoblauch hilft das gesamte Gebiet am Darmausgang zu desinfizieren.

* Hämorrhoiden-Zäpfchen: Rohe Knoblauchzehe in etwas Öl tauchen und in den Darm einführen. Die Zehe sollte im Darm bleiben, bis sie auf natürliche Weise mit dem nächsten Stuhlgang nach draußen befördert wird.
* Zur Schmerzlinderung in eine Wanne mit warmem Knoblauchwasser setzen, Beine bleiben draußen.
* Wattetupfer in kalten Knoblauchtee tauchen und auf die schmerzende Stelle legen.
* Eiswürfel aus Knoblauchwasser in den Darm einführen.
* Hemmt den Juckreiz: Nach jeder Stuhlentleerung eine Tasse kaltes Wasser mit 15 Tropfen Knoblauchtinktur auf den After gießen.
* Nach dem Stuhlgang den Darmausgang sanft mit Knoblauchöl einreiben.
* Alle Knoblauchanwendungen, die bei Venenschwäche und Verstopfung angezeigt sind, helfen auch Hämorrhoidenbeschwerden zu mildern oder zu beseitigen.

Häufige Ursachen für Hämorrhoiden sind Übergewicht, sitzende Lebensweise, Fehlernährung oder Schwangerschaft.

Halsschmerzen und Heiserkeit

Schluckbeschwerden, geröteter Rachen, Schmerzen im Hals mit Heiserkeit und Stimmverlust treten meist im Verlauf einer Infektion mit Viren auf, denen sich Bakterien anschließen können. Nicht selten sind die Symptome das erste Warnsignal für eine drohende Erkältung. Wenn Hals oder Mandeln jedoch häufig entzündet sind, kann eine allgemeine Abwehrschwäche oder eine allergische Reaktion vorliegen.

So hilft Knoblauch

* Zwei oder mehrere Knoblauchzehen essen oder mehrmals am Tag Knoblauchpräparate einnehmen, die insgesamt nicht

Halsschmerzen und Co.

mehr als 1000 Milligramm Knoblauchextrakt enthalten sollten.

✳ Drei bis vier Tassen heißen Knoblauchtee über den Tag verteilt in kleinen Schlucken trinken.

✳ In Essig und Honig eingelegte Knoblauchzehen essen.

✳ Knofi-Halsbonbon: Eine rohe Knoblauchzehe lutschen.

✳ Bei Kehlkopfentzündung (Laryngitis) im Verlaufe einer Erkältung: Alle zwei Stunden einen Teelöffel voll Knoblauchsirup einnehmen, bis die Beschwerden nachlassen.

✳ Knoblauchöl in heißer Milch verrühren, die Dämpfe einatmen.

✳ Bei Mandelentzündung: Knoblauchsaft (Apotheke oder Reformhaus) mit Salbeiblättern mischen, erwärmen und trinken oder damit gurgeln.

✳ Bei Kratzen im Hals hilft ein Tee aus Malvenblättern und Knoblauchsirup.

✳ Leicht getoastetes Weißbrot mit Knoblauchbutter essen.

✳ Einen Esslöffel Knoblauchöl, etwas Salz oder einen Schuss Obstessig verrühren und mehrmals damit gurgeln (nicht schlucken).

✳ Einen Teelöffel Knoblauchtinktur in ein halbes Glas Wasser geben. Mehrmals damit gurgeln.

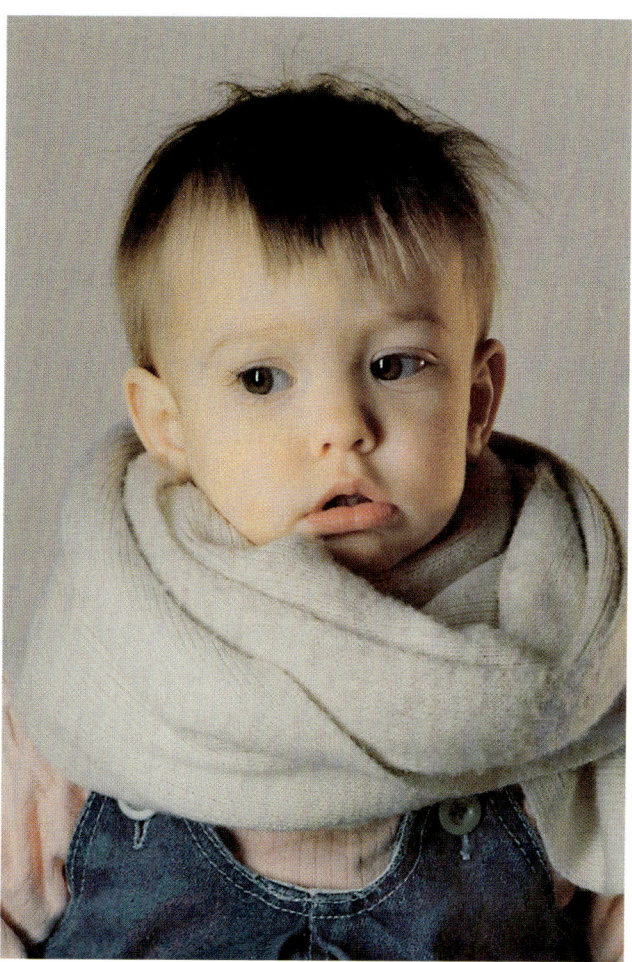

Häufige Hals- oder Mandelentzündungen können allergisch bedingt sein oder an einer allgemeinen Schwäche des Immunsystems liegen.

✳ Vier zerdrückte Knoblauchzehen mit etwas Quark mischen und auf ein feuchtkaltes Tuch streichen. Das Tuch um den Hals legen, einen warmen Schal darüberbinden, 30 Minuten wirken lassen.

✳ Bei starker Entzündung: Ein feuchtes Tuch mit Knoblauchessig tränken, um den Hals legen, trockenen Schal darumwickeln, häufig erneuern.

Harnwegentzündungen

Eine allgemeine Abwehrschwäche kann dazu führen, dass es im Bereich der Harnwege, der Nieren und Blase zu immer wiederkehrenden Infektionen durch Bakterien kommt. Die häufige Anwendung von Antibiotika kann die Situation verschlimmern, da die Bakterien früher oder später resistent gegenüber der Behandlung werden.

Harnwegentzündungen entstehen bei allgemeiner Abwehrschwäche. Antibiotika verschlimmern diese Entzündungen eher, als sie sie lindern.

Zudem können die Antibiotika nichts gegen die Pilze ausrichten, die ebenfalls eine Blasenentzündung verursachen können. Im Gegenteil: Sind die Bakterien kaltgestellt, haben die Pilze freie Bahn. Daher ist Knoblauch mit seiner antibakteriellen und antiviralen Wirkung gerade auch bei chronischen Entzündungen eine hervorragende Alternative.

Ist häufiger Harndrang mit Brennen beim Wasserlassen und leichten Schmerzen im Schambereich verbunden, deutet das auf eine Entzündung der Harnblase hin.

Diese wird ausgelöst durch Bakterien oder Pilze, die aus dem Darm oder beim Geschlechtsverkehr in die Harnröhre aufsteigen. Die Infektion der Blase kann auf die Nieren übergreifen und eine Niereninfektion hervorrufen.

So hilft Knoblauch

✳ Zur Infektionsbekämpfung: Täglich zwei Knoblauchzehen essen. Zusätzlich drei bis vier Tassen Knoblauchtee über den Tag verteilt trinken.

Entzündete Haut

* Wirkt harntreibend: Dreimal täglich ein Glas verdünnten Knoblauchsaft trinken.
* Füße in warmes Wasser tauchen und langsam heißes Wasser zulaufen lassen.
* Lappen mit heißem Knoblauchtee auf den Unterleib legen.

VORBEUGUNG UND NACHSORGE BEI HARNWEGENTZÜNDUNGEN

* Körper von Fuß bis Hals mit Knoblauchessig abwaschen.
* Viel Flüssigkeit zuführen. Bei chronischen Harnwegentzündungen Heilwasser mit hohem Anteil an Hydrogencarbonat, Kalzium und Magnesium trinken, das mit einem Schuss Knoblauchsaft oder -essig versetzt ist.

Achtung

Wenn Schmerzen in der Lendengegend auftreten oder die Blaseninfektion mit Fieber einhergeht ist professionelle medizinische Hilfe notwendig.

Hautentzündungen

Die Haut ist gerötet, es bilden sich Blasen, Knötchen oder kleine Risse. Auch Schorf, Hornhaut und Schuppen sind sichtbare Zeichen einer Entzündung der äußeren Hautschicht. Oft kommt ein mehr oder weniger starker Juckreiz hinzu. Die Entzündung kann allergiebedingt sein: gegen Nahrungsmittel, Medikamente oder Stoffe aus der Umwelt. Ebenso können Bakterien, Viren, Pilze und andere Erreger die Haut großflächig oder enger begrenzt befallen.

Hautentzündungen können allergiebedingt auftreten, ebenso können verschiedene Erreger die Haut befallen.

So hilft Knoblauch

* Zwei bis drei Knoblauchzehen am Tag bekämpfen die Krankheitserreger von innen und regen den Stoffwechsel an.
* Eine Mischung aus Knoblauchtinktur und Honig zu gleichen Teilen behutsam auf die erkrankte Hautpartie streichen.
* Die entzündete Haut mit Knoblauchöl einreiben (auch bei Schuppenflechte).

Achtung

Eitrige Abszesse dürfen nicht aufgedrückt werden!

* Ausscheidung der Stoffwechselschlacken über den Darm mit einem Knoblauchklistier unterstützen.
* Knoblauchsaft pur kann eine Wunde desinfizieren.
* Hilft einen eitrigen Abszess aufzuweichen: Ein Tuch in heißes Knoblauchwasser tauchen, auswringen und auf die schmerzhaft verdickte und gerötete Stelle legen.
* Ein gut warmes Vollbad mit einer Tasse Knoblauchwasser.
* Feuchtwarmes Säckchen, gefüllt mit Heublumen oder Leinsamen, auf den (noch geschlossenen) Abszess legen.
* Bei Bartflechte mehrmals täglich die Haut mit warmem Knoblauchessig abtupfen.
* Ein mit Knoblauchwasser getränktes Tuch (Kompresse) auf die Gesichtspartie legen.
* Den Kopf über eine Schüssel mit heißem Knoblauchtee halten, Augen schließen, Dampf einwirken lassen.

VERSCHIEDENE HAUTENTZÜNDUNGEN

* **Ekzem:** Die häufigste Hauterkrankung, meist auf eine allergische Reaktion zurückzuführen.
* **Abszess:** Eiteransammlung im Gewebe, durch Entzündung verursacht.
* **Bartflechte:** Pilzherde, vor allem im Gesicht und am Hals. Gerötete Haut, Bildung von schmerzhaften Knötchen.
* **Schuppenflechte:** Juckende Herde, vor allem an Ellbogen, Knie, behaartem Kopf

Herpesbläschen

Unangenehmes Jucken und Brennen, zum Beispiel an den Lippen, kündigen das Herpesbläschen an. Es entwickelt sich in wenigen Tagen zu einem krustigen Geschwür, das nur allmählich abheilt. Die schmerzhaften »Fieberbläschen« an den Lippen, an Nase oder Wangen werden durch den Erreger

Herpes simplex hervorgerufen. Das Virus wird durch Tröpfcheninfektion, durch Speichel, beim Küssen oder über Trinkgefäße übertragen. Es kann auch durch sexuellen Kontakt weitergegeben werden. Mediziner unterscheiden zwischen Herpes labialis (Lippenherpes) und Herpes genitalis (Herpes der Geschlechtsorgane). Das Herpesvirus hat besonders dann ein leichtes Spiel, wenn die körpereigenen Abwehrkräfte geschwächt sind. Das erklärt, warum sich die Herpesbläschen gerade in Zeiten besonderer Anspannung hervortun.

So hilft Knoblauch

* Hält das Virus in Schach: Täglich zwei bis drei Knoblauchzehen oder entsprechende Knoblauchpräparate zuführen.
* Sobald das erste Kribbeln auf der Lippe zu spüren ist, ein Wattestäbchen in etwas Knoblauchöl tauchen und die betreffende Hautstelle betupfen. Meist kann damit die Bildung des Fieberbläschens verhindert werden, oder es klingt rasch ab.
* Die Fieberbläschen mit frischen Knoblauchzehen einreiben oder mit einer Mischung aus Knoblauchessig und Honig (1:1) betupfen.
* Bei akutem Herpes: Warmes Wannenbad mit Knoblauchöl nehmen.

Der Erreger »Herpes simplex« ist für die schmerzhaften Fieberbläschen an Lippen, Nase oder Wangen verantwortlich.

Hexenschuss

Ein plötzlich einschießender Schmerz im Bereich der Lendenwirbel, der nur in gebückter Haltung zu ertragen ist, heißt volkstümlich »Hexenschuss«, in der Fachsprache »Lumbago«. Hervorgerufen wird der Schmerz meist durch eine bestimmte Bewegung, bei der sich vorübergehend die Wirbelkörper verschieben oder verrenken. Neben einer falschen Haltung beim Heben von Lasten können Rheumatismus oder eine Entzündung der Wurzel des Ischiasnerves, Unterkühlung und Verspannung der Muskulatur den Hexenschuss auslösen.

Unter anderem kann das Heben von Lasten den schmerzhaften Hexenschuss auslösen. Heben Sie schwere Sachen nur mit durchgestrecktem, geradem Rücken und gehen Sie dazu in die Knie.

So hilft Knoblauch

✳ Lockert die verkrampfte Muskulatur: Eine zerkleinerte gekochte Zwiebel mit zwei Esslöffeln Knoblauchsaft mischen, das Mus in ein Tuch packen und 15 Minuten auf die schmerzende Stelle legen.

✳ Täglich drei Tassen heißen Knoblauchtee trinken.

✳ Lindert akute Schmerzen: Ein Tuch in heißes Knoblauchwasser tauchen, auswringen, auf den Rücken legen, mit einem trockenen Tuch abdecken. Zehn Minuten liegen lassen.

✳ Verbessert die Durchblutung: Eine Tasse Olivenöl erwärmen, mit drei Esslöffeln Knoblauchtinktur mischen, die Lendenregion damit einmassieren.

Husten

Sind die Schleimhäute der Atemwege gereizt, reagiert der Organismus darauf mit einem Schutzreflex. Er versucht durch krampfhaftes Ausatmen den Schleim oder Fremdkörper aus dem Atmungstrakt zu entfernen. Husten ist eine häufige Begleiterscheinung von Erkältungen und chronischen Atemwegserkrankungen, wie etwa der Bronchitis. Der Husten ist je nach Ursache keuchend, bellend oder rasselnd, er kann trocken sein oder Schleim zutage fördern.

So hilft Knoblauch

Die Wirkstoffe des Knoblauchs entschleimen den Rachen und die Lungen und fördern das Abhusten.

✳ Knoblauch und Zwiebel entsaften, im Verhältnis 1:1. Einmal am Tag nach dem Essen einige Schlucke davon trinken. Den Saft nicht auf leeren Magen trinken.

✳ Löst zähen Schleim in den Bronchien: Tee aus einer Knoblauchzehe und zwei Esslöffeln Thymian.

✳ Dämpfe von heißem Knoblauchtee oder heißem Wasser mit Knoblauchtinktur einatmen.

Sibirisches Hausrezept bei Husten

✻ Sibirisches Hausrezept: Je eine Knoblauch- und Zwiebelknolle in einem Liter Milch weich kochen. Abseihen und mit Honig abschmecken. Davon stündlich einen Teelöffel voll einnehmen. Oder: Die heiße Knoblauchmilch (ohne Zusatz von Honig) inhalieren.

✻ Tuch mit kühlem Knoblauchwasser befeuchten, auf Brust und Bauch legen, mit trockenen Tüchern abdecken. Bei krampfartigem Husten sollte das Tuch möglichst heiß sein.

✻ Bei Reizhusten: Knoblauchessig in heißem Wasser auflösen und die Dämpfe einatmen.

✻ Ein warmes Vollbad mit Knoblauchöl und dem Extrakt von Thymian verbessert den Schleimauswurf.

✻ Zerdrückten Knoblauch mit etwas Wasser mischen, in ein Tuch packen und auf die Brust legen.

✻ Oder: Tuch mit Knoblauchessig tränken, auf die Brust legen. Darüber kommt ein trockenes Leinentuch.

✻ Knoblauchsaft mit zwei Teilen Sonnenblumen- oder Sojaöl kombinieren. Auf Brust und Rücken einmassieren.

✻ Vier Knoblauchzehen zerdrücken, mit Vaseline leicht erhitzen. Erkaltete Mixtur auf Brust und Rücken verreiben.

Husten ist nicht gleich Husten. Er kann keuchend, bellend, rasselnd, trocken oder mit Schleimproduktion verbunden sein.

Insektenbisse und -stiche

Die meisten Insektenstiche oder -bisse sind zwar unangenehm und schmerzhaft, aber harmlos. Beim Eindringen in die Haut sondern viele Insekten, wie Mücken, Bienen, Wespen, Bremsen und Zecken, gelegentlich auch Hornissen, Gifte ab, die in dem betroffenen Areal eine Rötung, Schwellung und heftigen Juckreiz hervorrufen. Für Allergiker jedoch kann ein Insektenstich ernstere Folgen haben. Die Wirkung bestimmter Gifte kann gefährlich sein. Beim Zeckenbiss können Viren und Bakterien übertragen werden, die Hirnhautentzündung (FSME) oder, was noch viel häufiger vorkommt, eine chronische Gelenk- und Nervenentzündung (Borreliose) auslösen.

So hilft Knoblauch

✳ Schützt vor den Plagegeistern: Die Haut mit frisch zerdrücktem Knoblauch oder mit Knoblauchsaft einreiben.

✳ Lindert den Juckreiz: Biss- und Stichwunden mit einer aufgeschnittenen Knoblauchzehe einreiben.

✳ Mit einer Masse aus zerdrücktem Knoblauch, Honig und Essig (zu gleichen Teilen) die betroffene Stelle bedecken.

✳ Verhindert Entzündungen: Zerdrückten Knoblauch auf die Einstichstelle legen, mit einem Läppchen abdecken und mit Pflaster befestigen. Ein bis zwei Stunden wirken lassen.

✳ Rezept aus dem Nahen Osten: Knoblauch zerkauen, mit dem eigenen Speichel vermischt auf die juckende Haut legen.

✳ Hausmittel gegen Zecken: Knoblauchzehen um die Hosenbeine binden. Das Befestigen von Knoblauch an der Kleidung soll auch Wanzen fern halten.

✳ Verschont den Campingurlauber vor Insektenstichen: Knoblauchpulver um den Schlafsack gestreut oder Knoblauchzehen in einem Säckchen ins Zelt oder den Wohnwagen gehängt.

Zecken können gefährliche Krankheiten übertragen. Knoblauchzehen, die um die Hosenbeine gebunden werden, sollen die Plagegeister fernhalten.

THYMIAN-KNOBLAUCH-ESSIG

✳ Dieses Zigeunerelixier soll das Jucken, Brennen und die Rötung nach einem Mückenstich verhindern: Einen Monat vor der Mückensaison einen halben Liter Apfelessig mit drei Teelöffeln frischem oder einem Teelöffel getrocknetem Thymian ansetzen. Die Flasche verschließen, an einen sonnigen Platz stellen und ab und zu schütteln. Nach zwei Wochen sieben zerdrückte Knoblauchzehen dazugeben, das Gemisch wieder sonnig plazieren und hin und wieder die Flasche schütteln. Nach zwei Wochen die Flüssigkeit in eine dunkle Flasche abseihen und kühl aufbewahren.

Kopfschmerzen und Migräne

Die Ursachen für den dumpfen Druck, das Klopfen, Stechen oder Bohren hinter der Stirn oder unter dem Scheitel sind vielfältig. Kopfschmerzen können auftreten bei Erkrankungen an den Zähnen, Augen, bei Gefäßveränderungen (Arteriosklerose), starken Muskelverspannungen im Nacken- und Rückenbereich, bei Erkrankungen des Darms (Verstopfung), des Herzens, ebenso bei Leber-, Nieren- oder Blasenleiden. Auch Allgemeinerkrankungen wie Allergien, Bluthochdruck, Infektionen, fieberhafte Erkrankungen und Wetterfühligkeit können Kopfschmerzen hervorrufen. Nicht selten stecken auch seelische Belastungen und hormonelle Schwankungen dahinter. Genausogut kann Kopfschmerz durch Alkohol- und Nikotingenuss oder durch Medikamente ausgelöst werden.

Kopfschmerzen können zahlreiche Ursachen haben, angefangen bei Muskelverspannungen, organischen Erkrankungen und Allergien bis hin zu Wetterfühligkeit und seelischen Belastungen.

Die Migräne, eine Sonderform des Kopfschmerzes, beginnt meist anfallsartig in der Stirn-Schläfen-Region. Häufig ist der jäh auftretende pulsierende, klopfende und pochende Schmerz auf eine Kopfseite beschränkt, oder er wechselt von einer Seite zur anderen. Er ist oft begleitet von Übelkeit, Schwindel, Licht- und Lärmempfindlichkeit. Die Ursachen der Migräne sind noch nicht restlos geklärt. Man nimmt an, dass eine Verengung und nachfolgende Erweiterung der Gehirngefäße am Entstehen beteiligt ist.

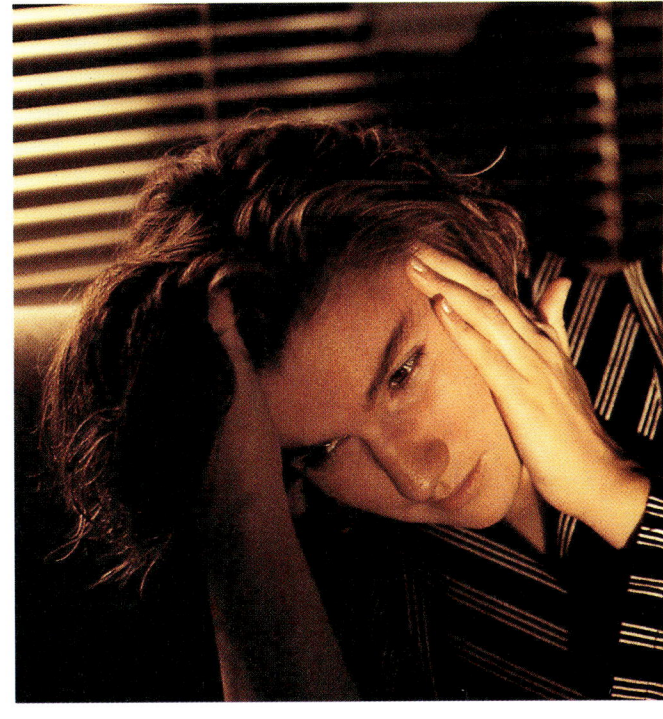

KATERKOPFSCHMERZ

Übermäßiger Alkoholgenuss rächt sich am folgenden Tag häufig mit heftigen Kopfschmerzen. Knoblauch rückt dem Kater auf den Pelz.

Bei Kopfschmerzen nach Alkoholgenuss kann Knoblauch offenbar den Abbau von Alkohol im Blut beschleunigen. Das jedenfalls lassen Versuche an Tieren vermuten, deren verlorengegangene Koordinationsfähigkeit nach der Gabe von Knoblauch rasch wiederhergestellt war. Die Dosis ist beim Menschen mit 5 bis 15 Zehen allerdings recht hoch. Da zu große Mengen Knoblauch wiederum Kopfschmerzen verursachen können, hier zwei Vorschläge.

Katerrezept:
1,5 Pfund Tomaten, 1 Gurke, 2 kleine Zwiebeln, 1 grüne Paprika, 2 bis 3 Knoblauchzehen, 3 Esslöffel Olivenöl, 1 Bund Petersilie, Salz, Cayennepfeffer.

Das Gemüse klein schneiden, Öl und Gewürze dazugeben, über Nacht ziehen lassen. Danach mit kaltem Tomatensaft zu einer dicken Suppe verrühren. Der an Kalium und Vitamin C reiche Tomatensaft hilft die Symptome des Katers zu erleichtern.

Kater-Elixier aus dem alten Rom:
Alle Zehen einer Knolle schälen, in einer Pfanne mit zehn Unzen roten Weines (etwa ein Viertelliter) zum Kochen bringen, 20 Minuten ziehen lassen, abseihen und abkühlen lassen. Das Kater-Elixier wurde kalt getrunken.

So hilft Knoblauch

Da Knoblauch ein »natürliches Aspirin« ist, erweitert er die Venen und Arterien. Er lässt das Blut leichter fließen und kann Fettablagerungen auflösen. Außerdem verbessert er die Aufnahmefähigkeit des Organismus für das Nervenvitamin B_1 (Thiamin) um das Zehnfache.

* Einen halben Teelöffel Honig mit Knoblauchsaft mischen. Sofort bei Beginn der Kopfschmerzen schlucken.
* Heiße oder kalte Fußbäder mit Zugabe von Knoblauchöl.
* Bci stcchendem Kopfschmerz täglich eine Knoblauchzehe einnehmen.
* Heißen Knoblauchtee in kleinen Schlucken trinken.
* Lindert migräneartigen Kopfschmerz: Einen Teelöffel Schafgarbe mit einer Tasse kochend heißem Wasser überbrühen, eine gehackte Knoblauchzehe zugeben, zehn Minuten ziehen lassen. Abseihen und schluckweise trinken.

Krampfadern

Wenn die Blutgefäße schwach werden, sich vergrößern und anschwellen, spricht man von Krampfadern, in der Fachsprache »Varizen« genannt. Die bläulichen Schlangenlinien tauchen meist an den Beinen auf.

Krampfadern können durch eine (ererbte) Bindegewebsschwäche entstehen, durch einseitige Belastung der Beine, auch in der Schwangerschaft, sowie durch vernarbte Gefäße nach Operationen oder Verletzungen. Die Beine schmerzen, fühlen sich schwer an. Es besteht die Gefahr, dass die Venen sich entzünden oder aufbrechen (offenes Bein).

So hilft Knoblauch

* Ein Tuch mit einer Mischung aus Knoblauchessig und Wasser (1:2) befeuchten, um die Wade wickeln. Darüber ein trockenes Tuch. Sobald das innere Tuch trocken ist, den Wickel erneuern. Die Prozedur kann zwei- bis dreimal wiederholt werden.
* Ein Taschentuch mit Knoblauchwasser tränken, etwa zehn Minuten ins Gefrierfach legen, danach die betreffende Körperstelle damit bedecken.
* Oliven-, Mandel- oder Avocadoöl im Verhältnis 1:1 mit

Die Neigung zu Krampfadern kann ererbt sein, aber auch einseitige Belastung der Beine, Schwangerschaft oder vernarbte Gefäße nach Operationen können dazu führen.

Knoblauchöl mischen, auf der betreffenden Hautpartie verteilen, mit einem trockenen Tuch abdecken. Ein bis zwei Stunden einwirken lassen.

✳ Kräftigt die Blutgefäße: Extrakt aus Rosskastanie und Weißdorn (Apotheke) mit Knoblauchsaft zu gleichen Teilen mischen. Drei- bis viermal täglich einen vollen Teelöffel einnehmen.

✳ Einen gehäuften Esslöffel mit einer Mischung aus Mistel und Weißdorn mit zwei Tassen kochend heißem Wasser überbrühen. Zerquetschten Knoblauch zugeben, fünf Stunden ziehen lassen. Abseihen und über den Tag verteilt schluckweise trinken.

Magenverstimmung

Nervosität und Stress können ebenso wie scharf gewürzte Speisen eine Überproduktion von Magensäure verursachen. Schneidende und krampfartige Schmerzen in der Magengegend können aber auch durch eine Störung der Magenbeweglichkeit (Motilität) bedingt sein. Bei nervösen Magenbeschwerden (Reizmagen) ist die Magenschleimhaut nur selten entzündet. Bei der Gastritis hingegen ist die Magenschleimhaut durch Viren oder Bakterien (z. B. durch den Helikobakter pylori) angegriffen.

Bei Magenproblemen Knoblauchtinktur, -essig oder -saft einnehmen.

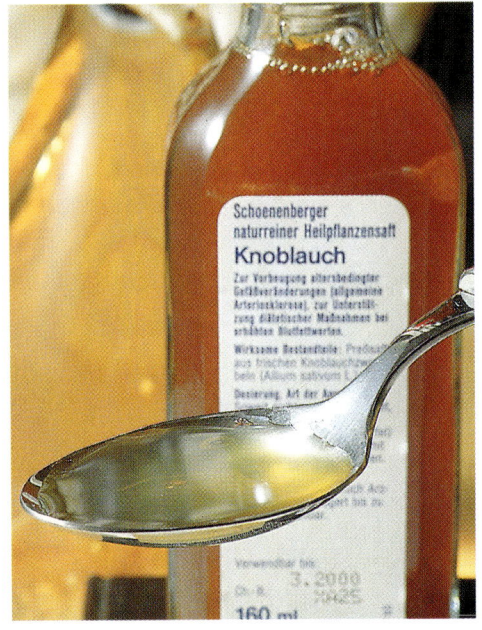

So hilft Knoblauch

✳ Beugt Magen-Darm-Verstimmung vor: Einmal täglich zehn Tropfen Knoblauchtinktur vor dem Essen einnehmen.

✳ Beruhigt den Magen: Knoblauchsirup mit etwas Obstessig abschmecken. Ein Esslöffel nach den Mahlzeiten.

✳ Lindert krampfartige Schmerzen: Ein Becher Magerjoghurt (200 Gramm) mit zwei Esslöffeln Knoblauchsaft mischen.
✳ Bei akutem Unbehagen: Handtuch mit warmem Knoblauchtee tränken, um den Leib wickeln, trockene Tücher darüber geben.

Menstruationsbeschwerden

Krämpfe, Kopf- und Kreuzschmerzen, Hitzegefühl und allgemeines Unbehagen. Auch nervöse Unruhe und Reizbarkeit, Stimmungsschwankungen, die schon Tage vor der Menstruation einsetzen, sind mitunter die unangenehmen Begleiterscheinungen der monatlichen Regelblutung. Es kann viele Ursachen haben, wenn die Menstruation zu stark, zu schwach oder schmerzhaft ist, oder wenn sie ausbleibt. Zu Störungen der Regelblutungen kommt es nicht nur durch organische Erkrankungen oder Funktionsstörungen, sondern auch aufgrund seelischer Belastungen und falscher Ernährung.

Der weibliche Zyklus ist häufig mit starken Schmerzen verbunden. Knoblauchwasser lindert die Krämpfe, Knoblauchessig hilft bei zu starken Blutungen.

So hilft Knoblauch

✳ Bei krampfartigen Beschwerden: Täglich vier bis fünf Knoblauchzehen oder -kapseln einnehmen.
✳ Krampflindernd: Ein Tuch in heißes Knoblauchwasser tauchen, auswringen, auf den Unterleib legen. Nach dem Auskühlen erneuern, ein- bis zweimal wiederholen.
✳ Bei Schmerzen und Krämpfen: Den Körper von den Füßen bis zum Hals mit warmem Knoblauchwasser abwaschen.
✳ Bei zu schwachen Blutungen: Heißes oder kaltes Fußbad mit Zusatz von Knoblauchwasser nehmen.
✳ Bei zu starken Blutungen: Ein Tuch mit kaltem Wasser und Knoblauchessig (3:1) befeuchten, auf den Unterleib legen, mit trockenen Tüchern abdecken.
✳ Bei Juckreiz im Genitalbereich: Warmes Sitzbad nehmen, unter Zugabe von Knoblauchöl.

Müdigkeit und Erschöpfung

Wenn sich die Kräfte nach schwerer geistiger oder körperlicher Anstrengung oder massivem Schlafmangel verbrauchen und nicht mehr erholen können, sinkt die Leistungsfähigkeit bis zur Erschöpfung.

Aber auch eine unausgewogene Nährstoffzufuhr, Krankheiten und Schadstoffeinwirkungen können zu übermäßigem Schlafbedürfnis, Mattigkeit, Antriebsarmut, Appetitlosigkeit und Nervenschwäche führen. Chronische Müdigkeit und Erschöpfung sind stets ein Warnzeichen des Körpers, auf das man unbedingt hören sollte.

So hilft Knoblauch

* Muntermacher: Morgens ein heißes Vollbad nehmen, mit einem Zusatz von Knoblauchöl oder Knoblauchtee.
* Weckt die Lebensgeister: Frisch angeschnittene Knoblauchzehe oder eine ölgefüllte Knoblauchkapsel anstechen und einige tiefe Atemzüge nehmen.
* Knoblauchessig mit Honig abschmecken, vor den Mahlzeiten einen Esslöffel voll einnehmen.
* Stärkt das Nervensystem: Fünf Tropfen Knoblauchtinktur mit einem Glas magnesiumhaltigem Heilwasser mehrmals am Tag trinken.
* Kraft-Cocktail: Einen Liter Buttermilch mit zehn süßen Mandeln (fein gemahlen) und einer frisch gepressten Knoblauchzehe mixen.
* Für zwischendurch: Schwarzen Zitronentee mit Knoblauchsirup abschmecken.
* Vertreibt die Frühjahrsmüdigkeit: Eine Handvoll frische Brennnesselblätter und -stengel mit einer Tasse heißem Wasser überbrühen, gehackten Knoblauch zugeben, zehn Minuten ziehen lassen. Den Brennnesselsud abseihen und schluckweise trinken.

Achtung

Wer sich ständig unausgeschlafen und schlapp fühlt, sollte unbedingt nach den Ursachen forschen. Chronische Müdigkeit ist ein Alarmsignal des Körpers.

Muskelkater

Als Muskelkater bezeichnet man Schmerzen in den Muskeln, die nach zu starker, zu häufiger oder zu schneller Bewegung der Muskulatur auftreten. Dazu kommt es vermutlich durch eine Ansammlung von Zwischen- und Endprodukten des Stoffwechsels, insbesondere von Milchsäure, im Muskelgewebe. Muskelkater ist möglicherweise auch die Folge von feinsten Muskelfaserrissen, die sich schmerzhaft entzünden.

So hilft Knoblauch

Die leicht verdauungsfördernde Wirkung von Knoblauch hilft dem Körper, die überschüssigen Abfallprodukte des Stoffwechsels schneller loszuwerden.

* Mindestens drei rohe Knoblauchzehen über den Tag verteilt essen oder Fertigpräparate einnehmen.
* Drei Tassen Knoblauchtee über den Tag verteilt trinken.
* Ein Glas Mineralwasser mit einem Esslöffel Knoblauchtinktur mischen. Mehrmals täglich trinken.
* Zwanzig Tropfen Knoblauchtinktur mit einer Tasse heißem Wasser mischen, ein Tuch in die Lösung tauchen und auf die schmerzende Stelle legen.
* Schmerzlindernd, auch bei Zerrungen und Krämpfen: Ein kurzes heißes Vollbad nehmen, unter Zugabe von einer Tasse kräftigem Knoblauchtee.

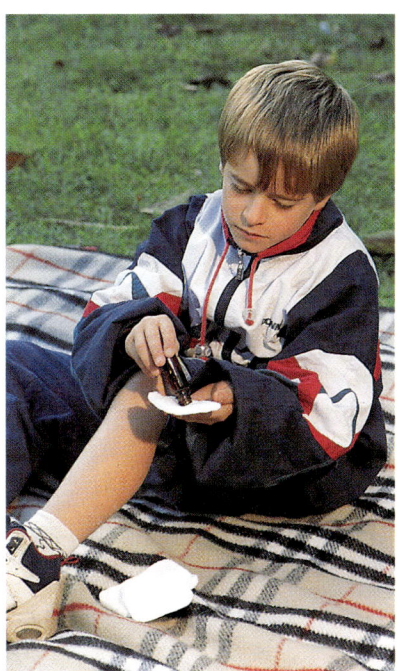

Knoblauch macht auch kleine Sportler wieder fit!

Muskelverspannung

Schmerzhafte Verspannungen mit einem Gefühl von Steifigkeit können von einzelnen Muskeln oder ganzen Muskelgruppen ausgehen. Besonders anfällig sind die Partien im Nacken-Schulter-Bereich und in der Lendenregion. Nässe, Kälte oder einseitige Beanspruchung können ebenso wie seelische Belas-

Alltagsbeschwerden von A bis Z

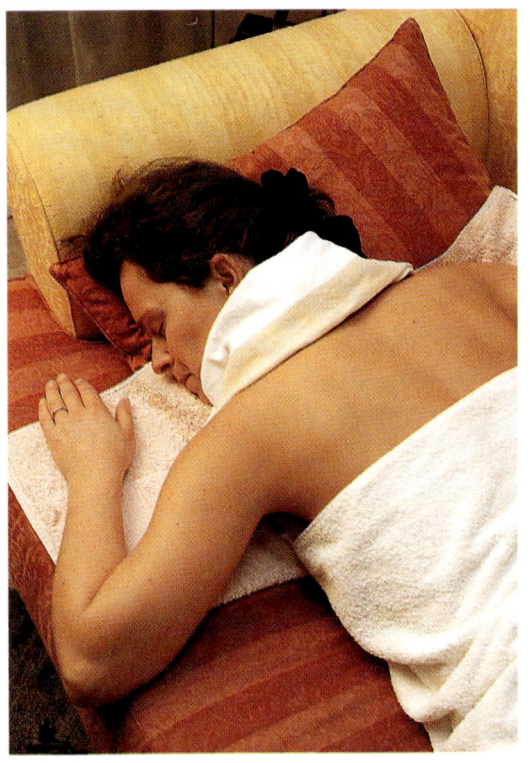

Verspannungen im Nacken-Schulter-Bereich sind besonders häufig. Anwendungen mit Knoblauch verschaffen Linderung.

tungen die Verspannung auslösen. Wie beim Gelenkrheuma kann es sich dabei auch um eine echte rheumatische Entzündung handeln (Muskelrheumatismus). Zudem können Bakterien und Viren im Spiel sein.

Regelrechte Muskelkrämpfe sind zumeist das Symptom einer Nervenverletzung oder Venenentzündung, aber auch Stress und Mineralstoffmangel, allem voran ein Mangel an Magnesium, können zu heftigen Krämpfen führen.

So hilft Knoblauch

✻ Äußerlich können heiße und kalte Anwendungen hilfreich sein. Kälte kann den Entzündungsschmerz hemmen, danach bringt Wärme wohltuende Linderung.

✻ Knoblauchessig und Wasser mischen (1:3), von den Füßen bis zum Hals damit abwaschen.

✻ Schmerzlindernd: Die verspannten Muskelpartien mit Knoblauchöl einreiben.

✻ Ein heißes Vollbad nehmen (Badedauer maximal 20 Minuten), mit Zusatz von Knoblauchtee.

✻ Löst die Muskelverspannung: Johanniskrautöl mit Knoblauchsaft mischen (3:1). Die schmerzenden Partien damit einreiben.

✻ Lockert den steifen Nacken: Drei Knoblauchzehen zerdrücken, mit einer Tasse Mehl und etwas Wasser zu einem Brei verrühren, in ein leichtes Tuch geben. Die Packung zwischen Nacken und Schultern plazieren. Liegen lassen, bis der Brei getrocknet ist.

Nasenbluten

Wenn plötzlich Blut aus der Nase tropft, ist das im Allgemeinen eine harmlose Erscheinung, denn die Venen der Nase sind leicht zu verletzen, durch Nasenbohren oder kräftiges Schneuzen zum Beispiel. Wiederholt auftretendes Nasenbluten kann aber auch auf eine ernsthafte Erkrankung, wie etwa Nasengeschwüre, akute Infektionskrankheiten wie Typhus oder Gefäß- und Kreislauferkrankungen wie Arteriosklerose oder Bluthochdruck, hinweisen. Bei häufig wiederkehrendem Nasenbluten sollten Sie daher die Ursache auf jeden Fall ärztlich abklären lassen.

Nasenbluten ist im Grunde genommen eine harmlose Erscheinung, wenn es nur selten auftritt. Häufiges Nasenbluten kann jedoch Anzeichen einer ernsteren Erkrankung sein und muss vom Arzt abgeklärt werden.

So hilft Knoblauch

* Einen Lappen in kaltes Knoblauchwasser tauchen, auswringen und auf den Nacken pressen. Den Kopf dabei nicht zurücklegen, damit kein Blut in den Rachen rinnt.
* Knoblauchessig und Wasser im Verhältnis 1:2 in eine Schüssel geben und mit einem Nasenloch behutsam hochziehen. Das andere jeweils zuhalten.
* Die schnelle Methode: Eine frische geschälte Knoblauchzehe in den Nacken drücken.

CHINESISCHES ERSTE-HILFE-MITTEL

Die Nase ganz sanft freiblasen, um das Blut zu entfernen. Zwei bis drei zerdrückte Knoblauchzehen in ein dünnes Baumwolltüchlein legen, zu einem kleinen Säckchen zusammenbinden. Blutet die rechte Nasenseite, das Säckchen auf den linken Fußspann legen, auf den rechten Fußspann, wenn die linke Nasenseite blutet. Das Knoblauchsäckchen entfernen sobald die Blutung aufhört, es sollte nicht länger als zehn Minuten auf dem Fuß liegenbleiben.

Nasennebenhöhlenbeschwerden

Dies ist entweder eine Virusinfektion, die durch Erkältung ausgelöst wird, oder eine bakterielle, die mit einer bereits bestehenden Infektion im Hals-, Nasen-, Rachenbereich einhergeht. Bei einer Mandelentzündung zum Beispiel, bei Schnupfen oder Zahnfäule schwillt die Schleimhaut in den Nasennebenhöhlen an. Das Nasensekret kann nicht oder nur schwer abfließen. Die Stirn- und Kieferhöhlen sind am häufigsten betroffen. Schmerz- und klopfempfindlich sind die Bereiche hinter oder über den Augen sowie in der Oberkiefer- und Wangenregion.

So hilft Knoblauch

※ Vorbeugende Nasenspülung zur Kräftigung der Schleimhäute: Abwechselnd durch das linke und rechte Nasenloch mehrmals handwarmes Knoblauchwasser hochziehen und durchatmen. Kopf dabei möglichst gerade halten, nicht nach hinten neigen.

※ Zur Unterstützung der Immunabwehr: Dreimal täglich 15 Tropfen Knoblauchtinktur in etwas heißem Wasser vor dem Essen einnehmen.

Nervosität und Unruhe

Zittern, Schwindelgefühle, Schlaflosigkeit, Appetitmangel, Herzklopfen, Kopfschmerzen, Magen- und Verdauungsprobleme und vieles mehr können Zeichen einer extremen Erregbarkeit sein. Als »Nervosität« bezeichnet man eine körperliche Rastlosigkeit und emotionelle Aufgeregtheit, für die viele Ursachen und Auslöser in Frage kommen. Die Palette reicht von Überarbeitung, Reizüberflutung, seelischen Belastungen, Fehlernährung, Alkohol- oder Drogenmissbrauch bis hin zu organischen Störungen und Verletzungen des Zentralnervensystems.

Achtung

Bei häufig wiederkehrenden Nebenhöhlenentzündungen den Arzt aufsuchen. Es können auch Wucherungen (Polypen) oder eine verformte Nasenscheidewand die Ursache sein.

So hilft Knoblauch
* Dreimal täglich ein Likörglas voll Melissengeist (Apotheke) mit der gleichen Menge Knoblauchsaft trinken.
* Morgens ein Glas Knoblauchwasser trinken.
* Eine Tasse Milch mit einer zerdrückten Knoblauchzehe zum Kochen bringen. In kleinen Schlucken trinken.
* Vorbeugend: Täglich zwei rohe Knoblauchzehen essen. Oder Knoblauchtabletten mit insgsamt 1000 Milligramm Pulver einnehmen.

Ohrenschmerzen

Plötzlich einsetzende stechende Schmerzen und Klopfen im Ohr, begleitet von schlechtem Hören und eventuell erhöhter Temperatur, können im Gefolge von Erkältungen und grippalen Infekten auftreten. Aber auch Erkrankungen der Zähne oder Mandeln, des Rachens, der Zunge oder des Kiefers und Infektionen können Schmerzen in den Ohren verursachen. Weitere mögliche Auslöser sind Fremdkörper, die in den Gehörgang geraten sind, Luftdruckschwankungen, Wind und Kälte.

Achtung
Um eine Ausbreitung des Infektes und mögliche Komplikationen zu verhindern, sollte unbedingt ein Arzt hinzugezogen werden.

So hilft Knoblauch
* Einfachste Form der Anwendung: Eine Kapsel mit Knoblauchöl anstechen. (Die Nadelspitze vorher kurz in eine Flamme halten.) Das Öl in das schmerzende Ohr träufeln, mit einem Wattebausch oder Baumwollbällchen sanft verschließen. Manche Ärzte empfehlen, beide Ohren zu behandeln, auch wenn nur eines betroffen ist.
* Tampon-Trick: Einen langen Faden durch eine geschälte Knoblauchzehe ziehen. Die Zehe kurz in Olivenöl tauchen und ins Ohr stecken. Der Faden muss dabei mit beiden Enden heraushängen, damit die Zehe wieder problemlos herausgezogen werden kann. Die Zehe über Nacht im Ohr lassen.

Alltagsbeschwerden von A bis Z

✻ Eine zerkleinerte Zwiebel und fünf zerdrückte Knoblauchzehe in ein heißes Tuch falten und auf die Ohren packen.

✻ Ein Tuch mit Knoblauchessig befeuchten und Hals, Nacken und Ohr behutsam damit massieren.

✻ Knoblauch in Olivenöl einlegen, Flasche mit luftdurchlässigem Stoff verschließen und im Kühlschrank lagern. Öl vor Gebrauch leicht anwärmen und ins Ohr träufeln.

✻ Bei Kindern: Eine steriles Wattebällchen mit warmem Knoblauchöl tränken und behutsam in die Ohren stecken.

✻ Verhindert die Ausbreitung von Ohrbakterien: Kleine Knoblauchzehe in Vitamin-E-Öl tauchen, ins Rektum einführen und über Nacht wirken lassen.

✻ Bei zu viel Ohrenschmalz: Warmes Knoblauchöl in jedes Ohr träufeln. Nach einer Stunde das Ohr mit Wasser spülen (unter der Dusche). Das Öl lässt sich gut mit einem Kinderklistier portionieren. Doch Vorsicht: Die Klistierspitze nicht zu tief in das Ohr einführen! Danach häufig und sanft spülen.

Auch bei der Behandlung von Ohrenschmerzen haben sich Knoblauchrezepturen bewährt.

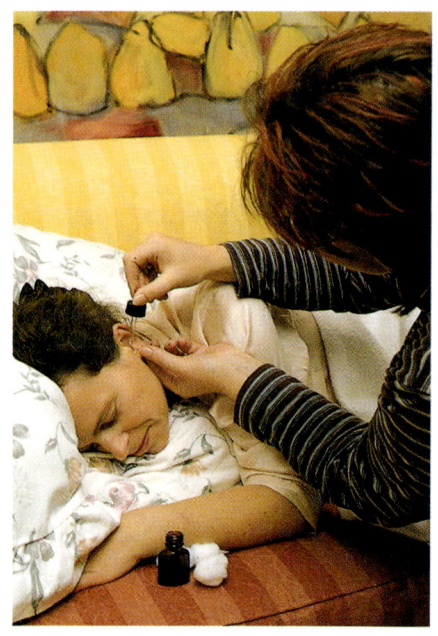

✻ Gegen Ohrgeräusche: Sechs große Knoblauchzehen und eine Tasse Mandelöl mit dem Elektromixer pürieren. Die Mixtur in ein Glas füllen und im Kühlschrank aufbewahren. Vor dem Zubettgehen drei Tropfen davon in jedes Ohr geben. Dazu eine Tropfflasche verwenden und das Öl handwarm werden lassen. Die Ohren über Nacht mit Watte verschließen. Nach zwei Wochen sollte das Ohrgeräusch nachlassen. Die Mischung nicht länger als einen Monat verwenden.

✻ Sizilianisches Hausrezept gegen Hörbeschwerden: Einige Knoblauchzehen in Olivenöl erhitzen, dann die Zehen im Öl zerdrücken und das Fruchtfleisch abfiltern. Von dem Öl täglich drei oder vier Tropfen ins Ohr geben.

Potenzstörungen

Allergien, Vitamin- und Mineralstoffmangel, Arzneimittelnebenwirkungen sowie verschiedene organische wie funktionelle Beeinträchtigungen sind mögliche Ursachen für eine sexuelle Funktionsstörung beim Mann.

Für das Nachlassen des sexuellen Verlangens oder die Unfähigkeit, den Liebesakt befriedigend zu vollziehen, können ebenso psychischen Faktoren verantwortlich sein, wie Sorgen, Angst, Depressionen, Schuldgefühle, Beziehungsprobleme und zu großer Leistungsdruck. Nicht zuletzt kann eine körperliche Überanstrengung die Manneskraft vorrübergehend schwächen.

Psychische Probleme, Überanstrengung, Nährstoffmangel oder organische Störungen können Ursachen für sexuelle Funktionsstörungen beim Mann sein.

KNOBLAUCH ALS APHRODISIAKUM

Wegen seiner angeblich aphrodisierenden Wirkung war im Mittelalter in vielen Klöstern der Anbau von Knoblauch verboten. Die Mönche (und auch die Nonnen) sollten nicht von sexuellem Verlangen geplagt werden. Inzwischen haben japanische Forscher herausgefunden, dass Knoblauch tatsächlich dazu in der Lage ist, hormonale Sekrete anzuregen.

So hilft Knoblauch

* Täglich zwei bis drei rohe Knoblauchzehen essen.
* Abwechselnd Tee aus Knoblauch, Ginseng und Damiana trinken. Die Ginsengwurzel soll zusätzlich die sexuelle Leistungsfähigkeit steigern, während Damiana das sexuelle Verlangen anregt.
* Knoblauch roh oder gekocht, mit Bienenhonig eingenommen, soll die Liebesfähigkeit verbessern.
* Zur Stärkung der Manneskraft empfiehlt die französische Volksmedizin: Den Rücken mit Knoblauchbrei einreiben.

Knoblauch sendet Strahlen aus, die das Zellwachstum stimulieren. Das haben wissenschaftliche Untersuchungen ergeben.

✹ Die Litauer versuchen schlafende Gefühle mit Knoblauch und dem fermentierten Saft von Weintrauben zu wecken. Zerdrückte Knoblauchzehe in eine Flasche Wein geben, eine Zehe auf eine Tasse. Kühl stellen und fünfmal am Tag einen Teelöffel davon einnehmen.

Prostatabeschwerden

Je älter ein Mann wird, umso mehr vergrößert sich die Vorsteherdrüse unter der Harnblase. Durch die meist gutartige Vergrößerung wird der Harnabfluss zunehmend erschwert. Durch den Rückstau bildet sich Restharn in der Blase, der Infektionen begünstigt. Auch das Nierengewebe kann geschädigt werden. Schmerzen beim Wasserlassen, häufiger Harndrang, unangenehmes Spannungsgefühl bei der Stuhlentleerung und Kreuzschmerzen können auf eine Entzündung der Prostata hinweisen.

Ausgelöst wird die Erkrankung in den meisten Fällen von Infektionen der Harnröhre oder den umliegenden Nachbarorganen. Auch Erkältungen können die Prostata in Mitleidenschaft ziehen.

GURWICH-STRAHLEN

Elektrobiologischen Forschungen zufolge sendet Knoblauch eine Form von ultravioletten Strahlen aus. Diese Emissionen werden in der wissenschaftlichen Welt nach seinem Entdecker als Gurwich-Strahlen bezeichnet. Sie haben die außergewöhnliche Fähigkeit, das Zellwachstum zu stimulieren und somit auch die Aktivität der Prostatadrüse zu verbessern. Knoblauch schützt demnach die Prostata vor infektiösen Erregern, indem er die körpereigenen Abwehrkräfte anregt, und stärkt das geschwächte Drüsensystem.

So hilft Knoblauch

Von dem im Knoblauch enthaltenen Wirkstoff Allizin nimmt man an, dass er die Prostata vor bakteriellen Infektionen schützt.

* Täglich zwei bis drei Knoblauchzehen essen.
* Zum Harntreiben: Dreimal täglich ein Glas Mineralwasser mit drei Esslöffeln Knoblauchsaft trinken.
* Bei Prostataentzündung: Ein Tuch in kaltes Knoblauchwasser tauchen, etwa zehn Minuten auf den Unterleib legen.
* Vorbeugend: Täglich ein halbes Glas Wasser mit einem Teelöffel Knoblauchtinktur trinken.

Rückenschmerzen und Ischias

Schmerzen im Rücken können viele Ursachen haben. Praktisch kann jedes Organ an Rückenschmerzen beteiligt sein. Nierenbeckenentzündungen, Herzbeschwerden, Entzündungen der Bauchspeicheldrüse oder Unterleibserkrankungen können bis in den Rücken ausstrahlen. Auch eine Entzündung an den Wirbelkörpern und Muskelverspannungen können die unangenehmen Empfindungen auslösen. Wenn die Nackenwirbel betroffen sind, kann der Schmerz bis in eine Schulter oder einen Arm strahlen. Immer wiederkehrende, meist dumpfe Rückenschmerzen, vor allem im unteren Lenden- und Kreuzbeinbereich, sind meist auf Abnutzung und Verschleiß der Gelenke zurückzuführen

Schmerzen, die aus dem Hüftbereich abwärts über das Gesäß bis zum Bein, manchmal bis zum Fuß ziehen, werden häufig durch verschobene Rückenwirbel oder eine Fehlstellung der Hüften hervorgerufen, bei der die Wurzel des Ischiasnervs eingeklemmt ist. Auch Erkältungen, Infektionen und andere Veränderungen sowie entzündliche Prozesse können die Reizung des Nervs auslösen. Ischiasschmerzen können plötzlich auftreten oder sich langsam entwickeln.

Husten, Niesen und Bücken verschlimmern den Schmerz, von dem fast immer nur eine Körperseite betroffen ist.

Achtung
Gehen Sie sofort zum Arzt, wenn Sie ein taubes Gefühl im Bein oder Fuß haben.

So hilft Knoblauch

* Morgens und abends eine zerdrückte Knoblauchzehe mit Milch trinken.
* Bei chronischen Rückenschmerzen regelmäßig einen Tee aus Johanniskraut, Baldrian und einigen Tropfen Knoblauchtinktur trinken.
* Lindert Ischiasschmerzen: Eine zerdrückte Knoblauchzehe mit einer Tasse heißem Wasser und einem Teelöffel Honig trinken.
* Ein heißes Vollbad mit Zusatz von Knoblauchtee nehmen.
* Heißes Knoblauchwasser über den Rücken laufen lassen.
* Ein Tuch mit Knoblauchessig oder mit Knoblauchtee tränken, auf die schmerzende Stelle legen.
* Heiße Kartoffeln mit Knoblauchsaft zerdrücken, die Masse in ein Tuch einschlagen, auf die schmerzende Stelle packen.

Schlafstörungen

Es kann viele kleine und große Ursachen haben, wenn ein Mensch nur schwer einschlafen kann, unruhig schläft oder bereits nach wenigen Stunden wieder aufwacht: Zu üppiges Essen, anregende Getränke wie Kaffee oder schwarzer Tee, Aufregungen, große Sorgen, nervöse Überempfindlichkeit oder organische Störungen wie z. B. Überfunktion der Schilddrüse, verkalkte Gefäße, Herzschwäche. Auch Medikamente können schlafhemmend wirken.

So hilft Knoblauch

* Vor dem Zubettgehen ein lauwarmes Halbbad mit einem Schuss Knoblauchöl nehmen.
* Einen gehäuften Teelöffel Johanniskraut mit heißem Wasser überbrühen, zehn Minuten ziehen lassen, abseihen. Mit einem Esslöffel Knoblauchsirup abschmecken. Abends in kleinen Schlucken trinken.

* Schlummertrunk: Ein Schnapsgläschen voll Knoblauchwein in kleinen Schlucken trinken.
* Bei Durchschlafstörungen: Zerdrückte Knoblauchzehen auf die Fußsohlen streichen, Socken darüber ziehen und über Nacht anbehalten.
* Bei unruhigem Schlaf: Den Nacken mit einer frisch geschälten Knoblauchzehe vor dem Zubettgehen einreiben.

DIE RICHTIGE DOSIERUNG

Zu viel Knoblauch kann wegen seiner anregenden Wirkung womöglich den Schlafbedarf herabsetzen. Doch was ist zu viel? Das können Sie am besten selbst herausfinden. Reduzieren Sie für einige Tage die Knoblauchzufuhr. Sollten Sie in der Zeit besser schlafen, dann ist das ein Zeichen, dass Sie vorher zu viel Knoblauch gegessen haben. Bleiben Sie dennoch am Ball: Beginnen Sie mit einer deutlich kleineren Menge, steigern Sie den Verbrauch ganz allmählich.

Welche Dosis am besten passt, kann nur durch Ausprobieren festgestellt werden.

Schnupfen

Wenn sich die Nasenschleimhäute entzünden, sondern sie vermehrt schleimiges Sekret ab. Die Nase läuft, die Augen tränen, der Kopf schmerzt. Leichtes Fieber, Niesen, Appetitlosigkeit, Mattigkeit und behinderte Nasenatmung sind häufige Begleiterscheinungen des Schnupfens. (siehe auch »Allergischer Schnupfen«)

So hilft Knoblauch

* Knoblauchöl in einer Schüssel mit heißem Wasser verrühren, beide Arme bis zum Oberarm eintauchen. Das fördert die Durchblutung der Nasenschleimhäute.
* Eine »Nasendusche« lässt die Schleimhäute abschwellen:

Etwas Knoblauchwasser mehrmals mit dem rechten und linken Nasenloch aufschnupfen und anschließend ausschneuzen.
* Das bringt die laufende Nase zur Ruhe: Knoblauch zerhacken, Nase darüber halten und tief einatmen.
* Russisches Schnupfen-Rezept: Vier zerkleinerte Zehen in einem Viertelliter Milch zehn Minuten köcheln lassen, abseihen. Die Milch mit Honig gesüßt trinken.
* Inhalation für Eilige: Eine Tasse Knoblauchsaft in heißem Wasser auflösen und die Dämpfe einatmen. (Kein Knoblauchpulver verwenden!)

Sodbrennen

Wenn die Verdauungssäfte in die Speiseröhre hochsteigen, verursacht das ein brennendes Gefühl hinter dem Brustbein. Häufig drängen die Säuren in die Speiseröhre, wenn der Bauch zu voll ist und der Schließmuskel am Ende der Speiseröhre erschlafft.

So hilft Knoblauch

* Vorbeugend: Eine Knoblauchzehe fein zerhackt mit einem Teelöffel Honig vor den Mahlzeiten einnehmen.
* Bei den ersten Anzeichen: Ein bis zwei Tassen heißen Knoblauchtee trinken.
* Ein halbes Glas Wasser mit einen Esslöffel Knoblauchessig verrühren, zum Essen trinken.
* Knoblauchöl zur Speisenzubereitung verwenden.

Sonnenbrand

Bei zu langem Aufenthalt in der Sonne wirken die ultravioletten Strahlen auf die Haut wie bei einer Verbrennung: Die Haut färbt sich rot und es bilden sich Bläschen. Wenn diese platzen, entzünden sich die tieferen Hautschichten. Die Folgen sind Fieber, Schmerzen, Erbrechen und Kreislaufstörungen.

Sodbrennen ist ein häufiges Leiden. Wer eine Neigung dazu hat, sollte bereits vorbeugend vor den Mahlzeiten eine zerhackte Knoblauchzehe mit einem Teelöffel Honig einnehmen.

So hilft Knoblauch

✻ Die heiße Haut mit kaltem Wasser über längere Zeit kühlen. Sobald die Hitze nachlässt, eine mit Knoblauchöl gefüllte Kapsel aufschneiden und das Öl auf die verbrannte Stelle aufbringen. Nicht bei großen Brandblasen verwenden!

✻ Joghurt mit einigen Tropfen Knoblauchwasser mischen, auf der Haut verstreichen und mit einem feuchten Tuch abdecken.

Wechseljahrebeschwerden

Mit dem Alter geht die Hormonproduktion bei der Frau zurück und die Regelblutungen bleiben aus. In dieser Zeit des Wechsels haben manche Frauen Hitzewallungen oder Herzjagen. Andere leiden unter emotionalen Schwankungen, fühlen sich müde und erschöpft. Auch das sexuelle Verlangen lässt nach. Scheideninfektionen können in dieser Umstellungsphase häufiger auftreten.

So hilft Knoblauch

✻ Ein warmes Knoblauchbad nehmen, zweimal am Tag zehn Minuten lang.

✻ Soll die Liebesfähigkeit verbessern: Nach dem Essen eine in Sirup eingelegte Knoblauchzehe essen.

✻ Lindert den Juckreiz bei Scheideninfektionen: Den Intimbereich mit Knoblauchwasser waschen, anschließend mit verdünntem Essig spülen.

Würmer

Fadenwürmer und Bandwürmer gehören hierzulande zu den Parasiten, die sich im Darm ansiedeln und zu mehr oder weniger starken gesundheitlichen Störungen führen können. Während ein Bandwurmbefall in unseren Breiten eher selten ist, kommen die Fadenwürmer häufiger vor, besonders bei Kindern und Jugendlichen.

Manche Frauen bleiben von Beschwerden während der Wechseljahre weitgehend verschont, andere dagegen haben sehr unter Hitzewallungen, Herzjagen oder Stimmungsschwankungen zu leiden. Ein warmes Knoblauchbad kann die Beschwerden lindern.

FADENWÜRMER

Zu dieser Gattung der Eingeweidewürmer gehören auch die Spulwürmer, die mit verseuchtem Trinkwasser und jauchegedüngtem Gemüse aufgenommen werden. Spulwürmer können mit ihren Stoffwechselgiften vor allem den empfindlichen kindlichen Organismus schädigen und das Allgemeinbefinden stark beeinträchtigen. Da die Eingeweidewürmer nicht im Darm bleiben, können sie auf ihrer Wanderschaft durch die Luftwege und den Verdauungskanal die unterschiedlichsten Beschwerden hervorrufen: Asthmatische Hustenanfälle, Oberbauchbeschwerden, Gelbsucht, Bauchfellentzündung bis hin zur Verstopfung der Verdauungswege.

Achtung

Bei Säuglingen und Kleinkindern die Anwendung von Knoblauch vorher mit dem Arzt abstimmen.

So hilft Knoblauch

Knoblauch eignet sich hervorragend für eine radikale Wurmkur. Die Wirkstoffe der würzigen Pflanze vertreiben Faden-, Haken- und auch Bandwürmer.

* Darmeinlauf: 100 Gramm Knoblauch mit einem Liter Wasser aufkochen und nach dem Abkühlen verwenden.
* Die einfache Methode: Mehrmals täglich eine rohe Knoblauchzehe essen oder einige Schlucke Knoblauchsaft trinken.
* Großmutters Hausmittel: Eine Tasse Milch mit einer zerdrückten Knoblauchzehe trinken.
* Indisches Hausmittel: Rohe Knoblauchzehe vor dem Verzehr in Salz oder Essig tauchen.

Wunden

Bisswunden von Hund und Katze oder anderen Tieren können Infektionen übertragen. Erste Anzeichen dafür: Die Wunde wird rot, ist schmerzhaft und fühlt sich heiß an. Manchmal entsteht nach einem Biss ohne äußerlich sichtbare Verletzungen im Innern ein Bluterguss. Die betreffende Stelle beginnt zu kribbeln und verfärbt sich bläulich.

So hilft Knoblauch

Knoblauch kann zur Ersten Hilfe dienen, bis eine ärztliche Versorgung möglich ist.

✳ Die Bisswunde sofort gründlich mit Knoblauchwasser auswaschen. Die antibiotisch wirkende Lösung möglichst tief in die Wunde einbringen.

✳ Zerdrückten Knoblauch auf die Wunde streichen.

✳ Eitrige Wunden zehn Minuten mit starkem Knoblauchwasser benetzen. Dann mit frischem Knoblauchbrei bedecken.

Zahnschmerzen

Schmerzen an den Zähnen oder dem Zahnfleisch können viele Ursachen haben. Der Nerv des Zahns oder das Zahnfleisch reagieren auf eine Entzündung, verfaulte oder verletzte Zähne bereiten womöglich Schmerzen, auch eine Stirnhöhlenentzündung kann in den Kiefer ausstrahlen. Wenn die Zähne auf heiß und kalt reagieren, liegt vermutlich das Zahnbein unter dem Zahnschmelz frei.

Knoblauch kann nur Schmerzen lindern, aber nicht die Ursachen der Zahnschmerzen heilen.

So hilft Knoblauch

✳ Bei Zahnfleischentzündung: Knoblauchsaft mit Petersilienextrakt mischen (1:1). Alle vier Stunden zwei bis drei Tage lang damit gurgeln. Vorsicht bei empfindlichem Zahnfleisch.

✳ Bewährte Hausmittel bei Zahnschmerzen: Salz, Öl, Pfeffer und Knoblauch mischen und über Nacht auf den Puls binden. Knoblauchzehe in die Kniekehle klemmen. Bei empfindlicher Haut sollte die Knoblauchzehe in ein dünnes Tuch schlagen.

✳ Eine halbe Knoblauchzehe jeweils innen und außen an den schmerzenden Zahn halten.

Knoblauch für die Schönheit

Wie sensibel die Haut auf Einflüsse von außen reagiert, wie frisch oder fahl sie aussieht, das hängt weitgehend davon ab, wie sie behandelt wird. Wer eine gesunde Ernährung und Lebensweise pflegt, strahlt dies aus: Die Haut ist gesund und widerstandfähig.

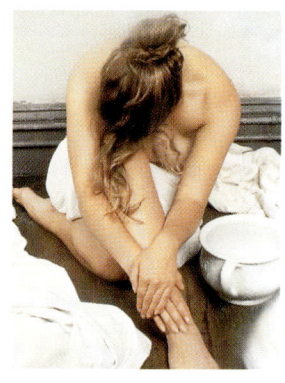

Schönheit und gesundes Aussehen hängen nicht nur von einer regelmäßigen Pflege der Haut ab. Auch eine vernünftige Ernährung ist wichtig, in der der Knoblauch natürlich nicht fehlen darf.

Und mit einer guten Behandlung ist nicht nur die äußerliche, sondern auch auch die innere Pflege gemeint. Natürlich soll man die Haut regelmäßig reinigen und mit Feuchtigkeit und Fett versorgen. Sie sollte auch nicht ungeschützt den äußeren Einflüssen wie Kälte, Sonne usw. ausgesetzt werden. Doch die tiefen Hautschichten, in denen die Wasser- und Fettreserven lagern, sind nur über einen funktionierenden Stoffwechsel zu erreichen.

Daher ist eine ausgewogene Ernährung wichtig, die reichlich verwertbare Vitamine, Mineralstoffe und Enzyme enthält. Andernfalls lagern sich mit Gift angereicherte Abfallprodukte in der vielschichtigen Schutzhülle des Körpers ab und verstopfen die Poren. Dies kann sich unter anderem mit Hautunreinheiten oder Haarausfall bemerkbar machen.

Kosmetik von innen

Für die innere Kosmetik ist Knoblauch in vielerlei Hinsicht hervorragend geeignet. Er bringt die Verdauung und den Stoffwechsel in Schwung, so dass Gifte und Schlacken gründlich ausgeschieden werden. Er stärkt die körpereigenen Abwehrkräfte, kurbelt den Kreislauf an und verbessert die Durchblutung der Haut. Und nicht zuletzt profitiert die Haut von den ausgleichenden, nervenstärkenden Kräften des Knoblauchs. Denn auch seelische Balastungen, Nervosität, Schlafstörungen und Stress können die Haut in Mitleidenschaft ziehen. Sie sieht müde und erschlafft aus oder sie reagiert empfindlich auf die inneren und äußeren Irritationen, indem sie »ausschlägt« – mit Pickeln oder Pusteln.

So hilft Knoblauch

* Morgens regelmäßig zwei rohe Knoblauchzehen essen. Das mobilisiert die körpereigenen Kräfte und sorgt somit dafür, dass sich Haut und Haar regenerieren.
* Knoblauch mit dem »Schönheitsvitamin« A (zum Beispiel in Möhren, Tomaten, Paprika), Vitamin D (Lebertran und Eigelb) sowie Vitamin E (in kaltgepressten Ölen und Vollkornbrot) kombinieren.

Die Haut ist die »Visitenkarte« eines Menschen. Wie gesund und widerstandsfähig sie ist, hängt u. a. von der Hautpflege ab.

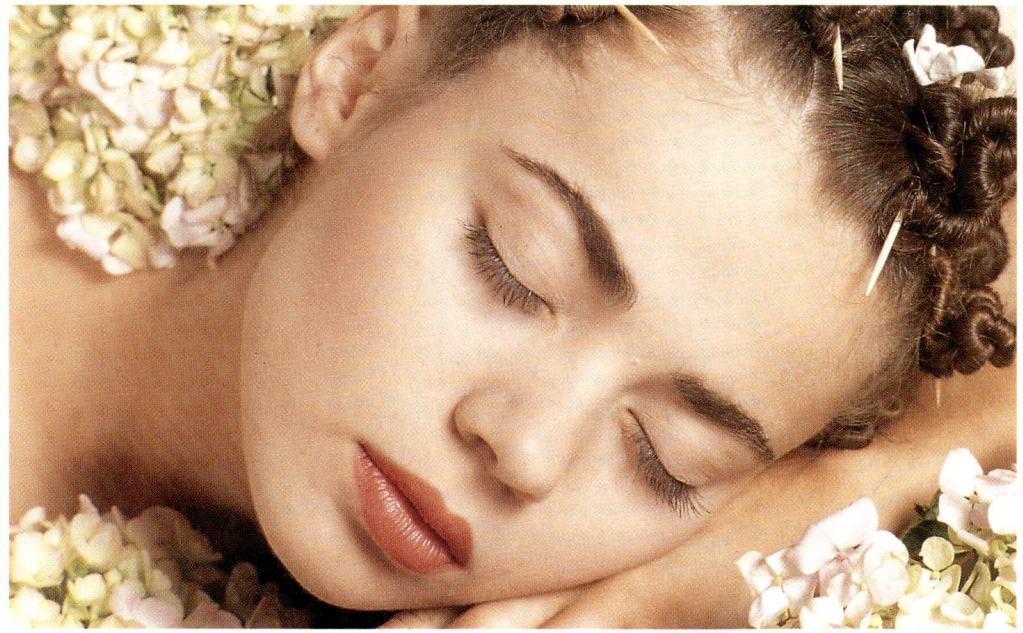

Äußere Pflege

Vor allem die Volksmedizin verwendet Knoblauch auch äußerlich als Pflegemittel und setzt ihn bei vielen Hauterscheinungen ein, sogar bei totalem Haarausfall. Wer sehr empfindliche Haut hat, sollte bei diesen Anwendungen zuerst mit einer geringen Menge testen, ob Knoblauch in der einen oder anderen Anwendungsform gut vertragen wird, damit es nicht zu Hautreizungen kommt.

Da eine Überdosierung bei der äußerlichen Anwendung von Knoblauch zu Hautreizungen führen kann, sollte erst mit einer geringen Menge getestet werden, inwieweit die Rezeptur vertragen wird.

Graue Haare

✻ Graue Haare nach der Wäsche mit Knoblauchtee spülen. Sie sollen die ursprüngliche Farbe wiedergewinnen. Zumindest soll so das Wachsen grauer Haare verhindert werden.

FÖRDERT DEN HAARWUCHS UND HILFT GEGEN GRAUE HAARE

Fünf zerdrückte Knoblauchzehen mit einer Tasse 90-prozentigem Alkohol zwei Tage lang ziehen lassen. Knoblauch absieben, einen Esslöffel Klettenwurzel - oder Köpfe (Apotheke) hinzufügen. Das Ganze fünf Tage ruhen lassen und abseihen. Danach die Flüssigkeit mit einem Schwämmchen einen Monat lang auf den Haaransatz auftragen. Diese Zubereitung enthält wichtige Bestandteile, die die Blutzirkulation stimulieren und die Haarfollikel anregen, unter anderem auch Kupfer, das gegen das Grauwerden der Haare hilft.

Haarausfall

✻ Stoppt den Haarausfall: Die Kopfhaut täglich mit Knoblauchtonikum einreiben.
✻ Für kräftigen Haarwuchs: Knoblauchsaft in die Haare massieren.

* Vor dem Zubettgehen Knoblauchzehe aufschneiden, die Stellen einreiben, an denen das Haar spärlicher wächst. Eine halbe Stunde später Olivenöl einmassieren. Mit einer leichten Mütze bedecken, über Nacht wirken lassen. Das Haar am nächsten Morgen waschen. Nach drei Wochen sollte sich ein Erfolg zeigen. Falls nicht, waren die Haarwurzeln vermutlich abgestorben.
* Bei kahlem Kopf mehrmals täglich mit einer frischen Knoblauchzehe die Glatze einreiben, bis neues Haar sprießt.
* Zerdrückten Knoblauch in reinem Spiritus einweichen. Die Mixtur fest in die Kopfhaut einmassieren.

Hände und Füße

* Gegen raue Hände: 50 Gramm Glyzerin mit zehn Tropfen Knoblauchöl mischen. Zum Einreiben der Hände reicht eine erbsengroße Portion.
* Kräftigt die Fingernägel: Eine Tasse Olivenöl mit zerdrücktem Knoblauch leicht erwärmen, die Fingerspitzen darin baden.
* Gegen brüchige und rissige Nägel an Händen und Füßen: Täglich Knoblauch oder Knoblauchzubereitungen zusammen mit Vitamin-B-Komplex (Apotheke) einnehmen.
* Hühneraugen: Ein Scheibe rohen Knoblauch direkt auf das Hühnerauge oder in die Mitte eines Hühneraugenpflasters legen, auf den Fußzeh kleben und über Nacht wirken lassen.

Haut

* Bei Hautunreinheiten wie Pickel, Pusteln und Mitesser: Knoblauchessig mit Wasser mischen (1:3) und behutsam auf die unreinen Stellen tupfen.
* Eine zerdrückte Knoblauchzehe oder 20 Tropfen Knoblauchtinktur mit einem Esslöffel Honig mischen und auf die Pusteln oder Pickel streichen. (Tinktur niemals pur!)

Achtung

Die Knoblauchtinktur darf niemals unverdünnt auf die Haut aufgetragen werden!

* Fettige Haut: Je einen Teelöffel Knoblauchsaft und Essig mit einer Tasse Wasser mischen, die Haut einmal in der Woche damit abwaschen.
* Trockene, rissige Haut: Olivenöl mit ein paar Tropfen Knoblauchöl mischen, sanft auf der Haut verteilen.

Körpergeruch

* Heißes Wannenbad mit Zugabe von Thymian- und Knoblauchtee zu gleichen Teilen verhindert Körpergeruch. Oder geben Sie eine Mischung aus Thymianextrakt (Apotheke) und Knoblauchsaft in das Badewasser.

Mundgeruch

* Regelmäßig rohen Knoblauch essen. Außerdem täglich mit Knoblauchwasser oder einigen Tropfen Knoblauchöl, mit etwas Wasser verdünnt, gurgeln.

Knoblauch selbst hinterlässt zwar den charakteristischen Knoblauchatem. Doch wenn der üble Geruch aus dem Mund durch den bakteriellen Abbau von Speiseresten, durch ungenügende Zahnpflege oder durch Entzündungen in der Mundhöhle entstanden ist, kann Knoblauch mit seinen keimhemmenden und verdauungsfördernden Kräften das Übel bei der Wurzel packen. Auch Magen-Darm-Störungen und andere Erkrankungen können schlechten Atem verursachen.

Es klingt so, als würde man den Teufel mit dem Beelzebub austreiben, wenn man Mundgeruch mit Knoblauch bekämpft. Aber der Knoblauch packt das Übel bei der Wurzel, indem er die Bakterien beseitigt, die den üblen Atem verursachen.

Orangenhaut (Zellulitis)

* Einen Brei aus zerdrückten Knoblauch und Rizinusöl anrühren, auf die Orangenhaut streichen. Maximal eine Stunde ziehen lassen.
* Knoblauchpulver mit Wasser anfeuchten, die Masse auf ein Tuch streichen und auf die Haut legen. Täglich wiederholen.
* Für Eilige: Knoblauchzehe aufschneiden, mit der Schnittfläche die Orangenhaut einreiben.

Schuppen

✳ Die Haare mindestens zweimal in der Woche mit Knoblauchwasser oder verdünntem Knoblauchessig (1:3) spülen. Die Flüssigkeit leicht einmassieren. Erst nach ein, zwei Stunden die Haare waschen. Hilft auch bei Kopfjucken.

✳ Verdünnte Knoblauchtinktur (20 Tropfen auf einen Esslöffel Wasser) sanft auf den Haaransatz tupfen.

Warzen

✳ Halbierte Knoblauchzehe mit der Schnittfläche auf die Warze binden. Über Nacht mit einem Pflaster befestigen. Die Prozedur täglich wiederholen. Die Warze sollte innerhalb einer Woche zu schrumpfen beginnen.

Zähne

✳ Kräftigt die Zähne: Den Mund morgens und abends mit Knoblauchtee spülen.

✳ Die Zähne mit einer Mischung aus Knoblauchessig und Salz putzen.

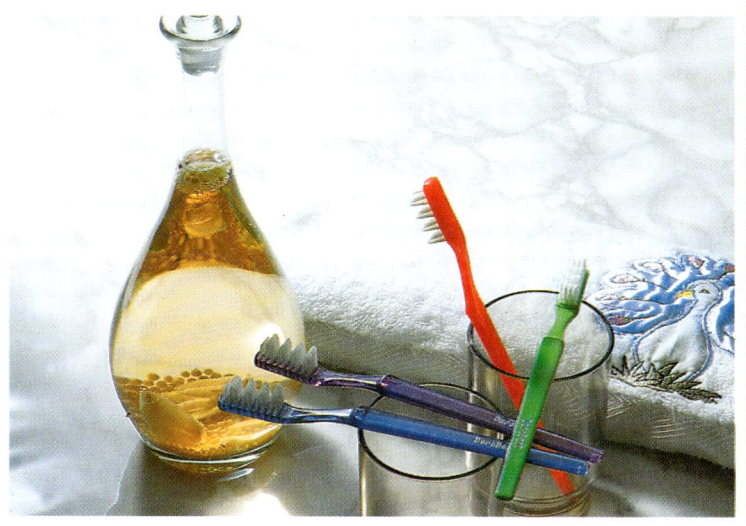

Zahn- und Mundpflege mit Knoblauchrezepturen kräftigt die Zähne und desinfiziert den Mund- und Rachenraum.

Knoblauch in der Küche

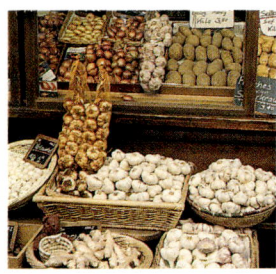

Vielleicht wollen Sie jetzt Knoblauch – allein schon der Gesundheit zuliebe – häufiger als Gewürz oder Gemüse in der Küche verwenden. Dafür gibt es jede Menge Möglichkeiten und Rezepte. Hier finden Sie ein paar Vorschläge, die jedoch lediglich eine Anregung darstellen.

Knoblauch in der Küche – eine »tolle Knolle«.

Knoblauch hat etwa ein, zwei Monate nach der Ernte sein bestes Aroma. Richtig gelagert kann er je nach Sorte bis zu einem Jahr ohne große Qualitätseinbuße noch als Gewürz verwendet werden.

Um die Knoblauchzehe zu schälen, gibt es verschiedene Möglichkeiten. Drücken Sie mit der Seite einer Messerklinge leicht auf die Knoblauchzehe. Widerspenstige Zehen erfordern unter Umständen ein härteres Vorgehen. Legen Sie die Zehe unter ein großes Messer und schlagen Sie mit der Faust auf die Klinge. Das dünne Häutchen löst sich auch, wenn Sie die Zehen für einige Sekunden in kochendes Wasser tauchen oder eine halbe Stunde in kaltem Wasser einweichen. Kurzes Erwärmen der Knoblauchzehen in der Mikrowelle ist übrigens dem Wasserbad vorzuziehen, da hierbei ein Großteil der Wirkstoffe erhalten bleibt.

Die Wassermethode ist nur dann zu empfehlen, wenn Knoblauch lediglich als Küchengewürz und nicht für gesundheitliche Zwecke genutzt wird.

Mit einem einfachen Mörser lässt sich Knoblauch gut zerdrücken, besonders wenn Sie ihn zuvor mit Salz bestreuen. Zum feinen Zerhacken ist eine Wiegemesser praktisch, zum Durchpressen eignen sich Knoblauchpressen aus Metall besser als jene aus Kunststoff, die dem erforderlichen Druck oft nicht standhalten.

Rezepte zum Variieren

Mit ein bisschen Fantasie lassen sich die hier genannten Grundrezepte leicht variieren. Komponieren Sie selbst nach Lust und Laune eine aromatische Sauce, mischen Sie Knoblauch mit anderen Kräutern, bereiten Sie eine Salatmarinade zu oder einen würzigen Dip, der zu vielen Fleisch- und Fischgerichten passt. Knoblauch verträgt sich mit feinster Haute Cuisine, mit exotischen Genüssen ebenso wie mit deftiger Hausmannskost.

KNOBLAUCHBROT

Sie brauchen

1 Stangenweißbrot
100 g Butter
8 Knoblauchzehen
Pfeffer und Salz
Aluminiumfolie

1
Knoblauchzehen durch die Presse drücken, mit weicher Butter verrühren, mit Pfeffer und Salz würzen.

2
Das Weißbrot auf der Oberseite in etwa zwei Zentimeter breitem Abstand gut bis zur Hälfte einschneiden.

Knoblauchbutter in die Kerben füllen.

3
Das Brot in Alufolie wickeln und im vorgeheizten Backofen bei ca. 200 °C etwa 10 Minuten backen.

4
Als Vorspeise oder Beigabe zu Salaten, Dips oder Teigwaren.

KNOBLAUCH IST WELTBERÜHMT

Einige der berühmtesten Gerichte der Welt haben ihren großen Namen und ihren Ruf dem Knoblauch zu verdanken, so zum Beispiel die katalonische Aioli-Sauce oder die Bouillabaisse der Franzosen.

Knoblauch in der Küche

Knoblauchbrot oder -butter lässt sich schnell und einfach zubereiten – und schmeckt köstlich.

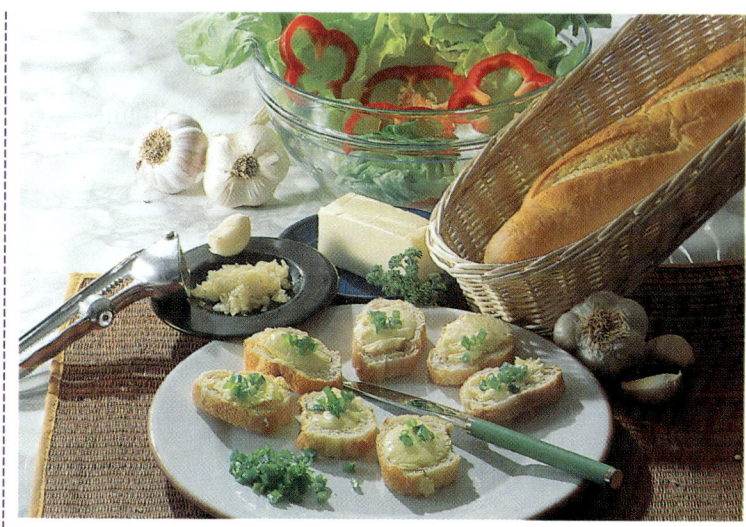

Sie brauchen

*100 g weiche Butter
6 bis 8 mittelgroße Knoblauchzehen
Pfeffer und Salz*

KNOBLAUCHBUTTER

1
Butter cremig rühren. Die Haut von den Knoblauchzehen entfernen und die Zehe zu einem Brei zerdrücken.

2
Knoblauch nach und nach unter die Butter rühren. Mit Salz und Pfeffer abschmecken.

3
In Pergamentpapier einrollen, im Kühlschrank aufbewahren.

4
Die Knoblauchbutter kann mit einem Esslöffel frischer Petersilie, Schnittlauch oder Dill variiert werden.

5
Knoblauchbutter schmeckt als Brotaufstrich zu Weiß- und Vollkornbrot, passt zu Spagetti, Steaks, Frikadellen, gegrilltem Fisch oder Geflügel. Ein Stückchen Knoblauchbutter verfeinert Suppen, Saucen und Gemüse.

Eine ideale Beilage

KNOBLAUCHDIP

1
Knoblauchzehen durchpressen, mit den Zutaten verrühren.

2
Der Dip lässt sich gut mit geriebenem Meerrettich oder Basilikum verändern.

3
Der Dip passt gut zu gegrillten Speisen, Raclette, Rohkost und Pellkartoffeln.

Sie brauchen

1 Becher Sauerrahm, Crème fraîche oder Schmand
5 Knoblauchzehen
2 EL Senf
5 EL frischen Dill
Je 1 TL Essig und Öl
Zucker, Pfeffer und Salz

KNOBLAUCHDRESSING

1
Knoblauchzehen schälen und zerdrücken, mit den Zutaten mischen. In einer Flasche kräftig schütteln.

2
Anstelle von Öl kann auch saure Sahne, Joghurt oder Schmand verwendet werden.

3
Essig lässt sich durch Zitronensaft ersetzen, Petersilie durch Dill, Schnittlauch, Kerbel und andere Kräuter.

4
Passt zu Rohkost, Tomaten-, Paprika-, Schikoree- und bunten Salaten, zu gedünsteten Gemüsen.

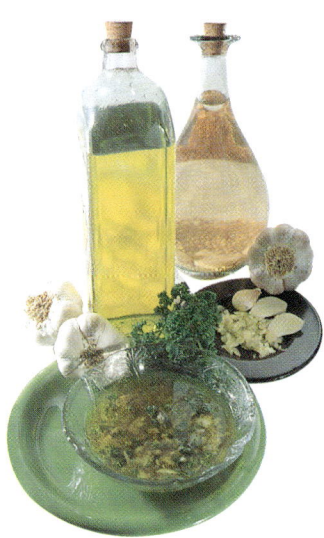

Sie brauchen

5 mittelgroße Knoblauchzehen
2 TL Zucker
4 EL Wein- oder Obstessig
8 EL kaltgepresstes Pflanzenöl (z. B. Olivenöl, Traubenkernöl, Walnussöl)
3 EL klein geschnittene Petersilie
Pfeffer und Salz

KNOBLAUCHSALZ

Sie brauchen

Zehen einer ganzen Knolle
1 Tasse Salz

1
Die geschälten Knoblauchzehen der Länge nach halbieren, in ein fest verschließbares Glas legen, mit dem Salz auffüllen.

2
Eine Woche ziehen lassen, dabei ab und zu die Mischung kräftig schütteln. Danach die Zehen entfernen.

3
Das Knoblauchsalz im Kühlschrank aufbewahren. Es ist eine aromatische Würze für nahezu alle kulinarischen Zubereitungen, die sich mit Knoblauch vertragen.

KNOBLAUCHSUPPE

Sie brauchen

8 Knoblauchzehen
1 l Fleischbrühe
4 EL Öl
1 Bund Kräuter (Petersilie, Schnittlauch, Liebstöckel, Thymian oder Salbei)
1 Lorbeerblatt

1
Knoblauchzehen durch die Presse drücken, in Öl kurz andünsten.

2
Mit kochend heißer Brühe auffüllen, die übrigen Zutaten zugeben. 10 Minuten ziehen lassen.

3
Als Vorspeise oder mit anderen Zutaten verfeinert als Hauptspeise geeignet.

4
Die Knoblauchsuppe lässt sich beliebig ergänzen oder abwandeln. Kräuter und Gewürze wie Dill, Kümmel, Paprika und Pfefferkörner verleihen der Suppe ein kräftiges Aroma. Nahrhafte Einlagen sind zum Beispiel Fisch oder Muscheln. Aber auch verschiedene Gemüse wie Fenchel, Möhren, Tomaten, Zucchini, Zwiebeln u. a. passen hervorragend in die Knoblauchsuppe.

Knoblauch ziehen und aufbewahren

Knoblauch im Garten oder auf dem Balkon

Knoblauch können Sie leicht selbst anbauen. So klappt's am besten:

* Wählen Sie einen sonnigen Platz für den Anbau des Knoblauchs. Er sollte leichten, lockeren Boden aufweisen, dem Sie eventuell etwas Sand untermischen.
* Knoblauchzehe etwa fünf Zentimeter tief mit der Spitze nach oben in die Erde stecken. In kälteren Gegenden bis zu zehn Zentimeter tief einsetzen. Der Abstand bis zur nächsten Pflanze sollte 10 bis 15 Zentimeter betragen.
* Gießen Sie den Knoblauch sparsam, und vermeiden Sie auf jeden Fall Staunässe.
* Es dauert acht bis zehn Tage, bis sich der Keim bildet.
* Die ideale Pflanzzeit ist zwischen Oktober und Dezember, in Gegenden mit kalten Wintern das Frühjahr, zwischen März und April.
* Knoblauch kann auch zwischen andere Gemüsesorten wie Gurken, Möhren oder Tomaten gesetzt werden, um sie zu schützen.
* Wird während des Sommers die Blüte zurückgeschnitten, entwickeln sich besonders kräftige Knollen.
* Um ganz sicher zu gehen, dass die Knoblauchsorte zur Vermehrung geeignet und an unser Klima angepasst ist, sollten Sie Knoblauchsaatgut aus dem Fachhandel oder Knoblauchzwiebeln aus heimischer Ernte verwenden.
* Knoblauch lässt sich auch gut in Blumentöpfen oder Pflanzschalen ziehen: Dazu werden die Knoblauchzehen mit einem Abstand von drei Zentimetern vom Gefäßrand in die lockere Erde gesteckt. Den Behälter zunächst an einen schattigen Platz stellen, sobald die Zehen sprießen, in die Sonne. Wenn er auf der Fensterbank steht, muss er auch öfter von unten gegossen

Knoblauch gedeiht im Garten, auf dem Balkon und auf der Fensterbank.

Knoblauch in der Küche

Geerntet werden die voll entwickelten Knoblauchzwiebeln, wenn die Grünteile der Pflanze eingetrocknet sind.

werden, damit er in der trockenen Zimmerluft nicht austrocknet.

✸ Der im Herbst gepflanzte Knoblauch hat in den Monaten Mai und Juni eine ausreichend große Knolle gebildet. Der Frühjahrsknoblauch ist in der Zeit von Juli bis August so weit. Sobald sich die Blätter gelb färben und zu trocknen beginnen, können Sie den Knoblauch ernten. Graben Sie die Knolle bei trockenem Wetter vorsichtig aus. Falls der Knoblauch länger gelagert werden soll, warten Sie mit dem Ausgraben, bis das Kraut völlig abgestorben ist.

KNOBLAUCH EINKAUFEN

✸ Frisch geernteter Knoblauch muss sich fest und prall anfühlen, die Außenhaut ist frisch und saftig, der Stielansatz noch grün.

✸ Beim getrockneten Knoblauch sollte sich die Knolle fest anfühlen, die Haut ähnelt Seidenpapier.

✸ Es gibt elfenbein- und rosafarbene Knoblauchsorten.

✸ Hellhäutiger Knoblauch hat ein etwas stärkeres Aroma, der rosafarbene Knoblauch ist dagegen eher etwas süßlicher im Geschmack.

✸ Riesenknoblauch, auch »Elefantenknoblauch« oder »Sandlauch« genannt, hat sehr große Zehen. Er ist etwas milder im Geschmack als Knoblauch von normaler Größe.

✸ Frisch geernteten Knoblauch gibt es auch mit grünen Stielen auf dem Markt. Diese Knoblauchzwiebeln können Sie auch mitsamt den Häuten braten, backen, pürieren oder kochen. Die frischen Blätter eignen sich wie Schnittlauch bestens für Salate und Suppen, sogar für Gemüse.

✸ Die Hauptexportländer in Sachen Knoblauch sind Mexiko, Italien, Frankreich und die Vereinigten Staaten.

Knoblauch aufbewahren

Knoblauch mit den Pflanzenstengeln zu Zöpfen flechten oder bündeln und an einem trockenen, luftigen und frostfreien Ort aufhängen. Oder: Das welke Kraut abschneiden und die Knoblauchzwiebeln in groben Stoffsäckchen oder Netzen an einem kühlen, trockenen und gut belüfteten Platz lagern.

Bitte nicht im Kühlschrank oder in Plastikbehältern aufbewahren, denn er verdirbt bei zu großer Feuchtigkeit, er wird bitter und verfault.

Wenn Sie geschälte Knoblauchzehen in Essig oder Öl einlegen, können Sie die Würze für längere Zeit konservieren.

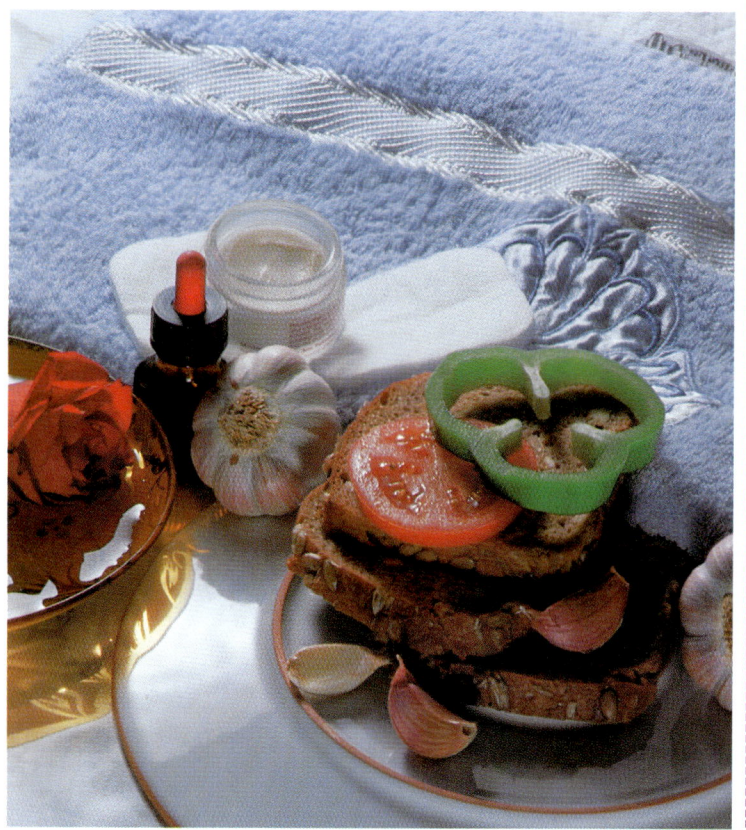

Botanisch gehört der Knoblauch zu den Liliengewächsen. Knoblauch hat etwa zwei Monate nach der Ernte sein bestes Aroma.

Ein bärenstarker Bruder

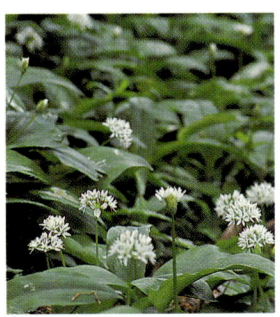

Wilder Knoblauch: der Bärlauch.

»Iss Knoblauch zu jeder Zeit und Bärlauch im Mai, dann haben die Ärzte das ganze Jahr frei« lautet eine russische Volksweisheit. Er riecht wie Knoblauch, er schmeckt fast wie Knoblauch – da wundert es kaum, dass dem wilden Bruder des Knoblauchs, dem Bärlauch, ebenfalls erstaunliche Heilwirkungen zugeschrieben werden.

Bärlauch (lateinisch »Allium ursinum«) fördert die Verdauung, regt Magen, Leber, Galle und Darm an. Er beugt der Arteriosklerose und dem Bluthochdruck vor, lindert Bronchitis und stimuliert das Immunsystem. Außerdem hilft er bei Hautentzündungen und fördert das gesunde Wachstum von Haaren und Nägeln.

Doch damit nicht genug. Neben seinen antibakteriellen, entzündungswidrigen Eigenschaften soll der urwüchsige »Waldknoblauch« ein noch sehr viel stärkeres Entgiftungspotenzial haben als der »zahme« Knoblauch.

Jüngste Untersuchungen haben ergeben, dass Bärlauch einige Inhaltsstoffe in noch höherer Konzentration zu bieten hat als der Knoblauch. Bärlauch enthält beispielsweise mehr Eisen und ätherische Öle. Die frischen Blätter sind reich an Schwefelverbindungen, Magnesium, Mangan und Adenosin. Allein vom Adenosin, einer Substanz, die die Gefäße erweitert und daher bei Durchblutungsstörungen von Bedeutung ist, steckt im Bärlauch, wie Wissenschaftler vom Institut für Pharmazeutische Biologie der Universität München unlängst entdeckten, rund zwanzigmal mehr als im Knoblauch.

Durch die Kultivierung über Jahrtausende hinweg hat Knoblauch möglicherweise einiges an Inhaltsstoffen eingebüßt, die im Bärlauch noch in hoher Konzentration vorhanden sind, wie Eisen, ätherische Öle oder Adenosin.

Lauch ohne Hauch

Der unscheinbare Bärlauch ist dem Knoblauch noch in anderer Hinsicht überlegen. Die heimische Pflanze wird beispielsweise von Menschen besser vertragen, die auf Knoblauch allergisch reagieren. Nach heutiger Kenntnis sind bei normaler Anwendung des Bärlauchs jedenfalls keine unerwünschten Nebenwirkungen zu fürchten. Lediglich bei übermäßigem Gebrauch kann es zu Magenreizungen kommen.

Was den Bärlauch aber besonders auszeichnet, ist, dass er nach dem Verzehr keine Duftspuren hinterlässt. Und das, obwohl die Pflanze selbst einen intensiven Knoblauchgeruch verbreitet. Warum es weder zu dem typischen Mund- noch Körpergeruch kommt, ist wissenschaftlich noch nicht restlos geklärt. Einige Fachleute sind davon überzeugt, dass der hohe Gehalt an Chlorophyll die Geruchsbildung verhindert. Andere meinen, es liege daran, dass die Schwefelsubstanzen an bestimmte Eiweiße gebunden sind.

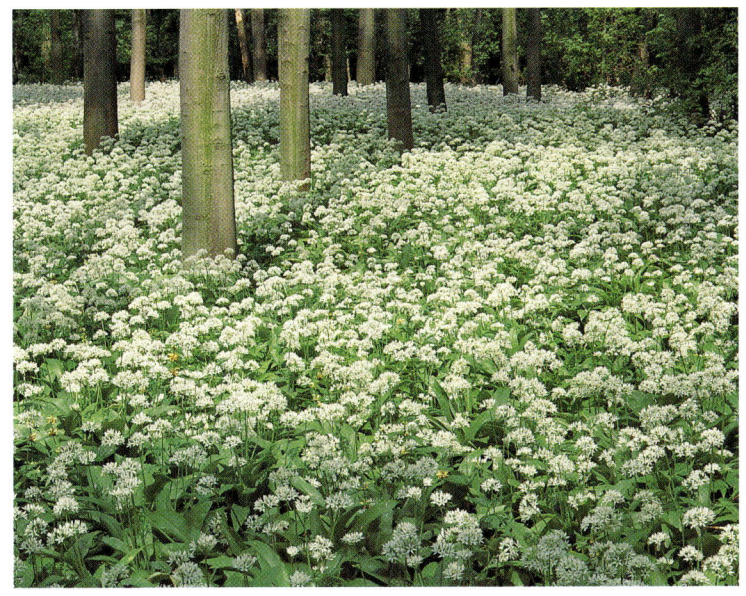

Der »Waldknoblauch« verfügt über ein stärkeres Entgiftungspotenzial als der »zahme« Knoblauch.

Bärlauch liebt es schattig

Die 20 bis 50 Zentimeter hohe Pflanze wächst oft massenhaft in feuchten, humusreichen Laubwäldern, Hecken, Auen und an Bächen. Aber auch im Garten lässt sich das Zwiebelgewächs ansiedeln. Es verwildert dort genauso gerne wie in der freien Natur.

Damit das in der Frischpflanze enthaltene »Lauchöl« weitgehend erhalten bleibt, ist es wichtig, den Bärlauch stets frisch zu verwenden. Beim Trocknen büßt er nicht nur viel von seinem Aroma ein, auch seine medizinische Wirksamkeit geht verloren.

Gewürz, Salat, Gemüse ...

Von der Pflanze verwendet man zunächst die Blätter zum Würzen oder als Gemüse. Sie duften schwach würzig und schmecken knoblauchartig scharf. Nach der Blütezeit, die von April bis Juni reicht, können auch die kleinen, bis zu sechs Zentimeter langen Zwiebeln geerntet werden.

Sie sind kleingehackt mit etwas Salz, geraspeltem Sellerie und geriebenen Karotten ein beliebtes Suppengewürz, das sich in einem gut verschlossenen Behälter im Kühlschrank einige Tage aufbewahren lässt. Im übrigen passt frischer Bärlauch ideal zu Salaten, Marinaden, Saucen, Gemüsen, zu Fleisch- und Quarkspeisen. Die Blätter selbst lassen sich als Salat zubereiten oder wie Spinat kochen. Eine gesunde Delikatesse: Bärlauch fein zerhackt aufs Butterbrot gestreut.

Bärlauch lässt sich wie Knoblauch mit Alkohol, Honig, Öl oder Essig konservieren – und in dieser Form ebenso für kulinarische wie auch für medizinische Zwecke nutzen.

Pflückfrisch konservierte Medizin

Da frischer Bärlauch nur einige Wochen im Jahr gepflückt werden kann, sind Fertigpräparate eine praktische Alternative zu

---

Bärlauch muss frisch verarbeitet werden, da er beim Trocknen an Wert verliert. Im Handel sind Presssäfte, Granulate und Kapseln aus pflückfrischen Bärlauchblättern erhältlich.

den selbst konservierten Zubereitungen. In Naturkostläden und Apotheken gibt es Presssäfte, Granulate und Kapseln zu kaufen, die aus pflückfrischen Bärlauchblättern hergestellt wurden. Diese Produkte enthalten einen Großteil der therapeutisch wirksamen Inhaltsstoffe der Pflanze.

In Tee- und Kräuterläden gibt es zuweilen auch getrocknete Bärlauchblätter zu kaufen. Die Teezubereitung ist dennoch nicht sehr gebräuchlich. Die getrockneten Blätter enthalten nur einen Bruchteil der wirksamen Substanzen.

Bei normalen Dosierungen sind keine Nebenwirkungen bekannt. Eine Überdosierung wird durch die Schärfe des Bärlauchs verhindert.

WARNHINWEIS!

Bärlauch kann im nichtblühenden Zustand leicht mit dem tödlich giftigen Maiglöckchen oder den Blättern der Herbstzeitlosen verwechselt werden.

Im Zweifelsfall: Blätter der Pflanze kräftig zwischen den Fingern zerreiben: Den typischen knoblauchartigen Geruch entfaltet nur der Bärlauch!

Eine lange Geschichte

Der Bärlauch – er heißt auch Waldknofel, Zigeunerlauch, Hexenzwiebel, Chrottechrut – hat wie der Knoblauch eine sehr lange Geschichte, allerdings ist bei ihm nicht überliefert, ob ihn die Menschen früher mehr als Heilpflanze, Gewürz oder als Nahrungsmittel nutzten.

Der Legende nach hat die Pflanze mit der sternförmigen weißen Blumenkrone den Namen Bärlauch von den Germanen bekommen. Sie beobachteten, dass Bären nach ihrem Winterschlaf große Mengen von ihm vertilgten.

Die Menschen machten es ihm nicht nur anno dazumal nach – bis heute ist Bärlauch wegen seiner entschlackenden und blutreinigenden Wirkung ein Klassiker unter den Mitteln, die zur Frühjahrskur empfohlen werden.

Über dieses Buch

Impressum

Es ist nicht gestattet, Abbildungen und Texte dieses Buchs zu digitalisieren, auf PCs oder CDs zu speichern oder auf PCs/Computern zu verändern oder einzeln oder zusammen mit anderen Bildvorlagen/Texten zu manipulieren, es sei denn mit schriftlicher Genehmigung des Verlages.

Midena Verlag, Augsburg
© 1997 Weltbild Verlag GmbH
Alle Rechte vorbehalten

Redaktion: Monika Held, Stefan Kraft
Bildredaktion: Miriam Zöller
Umschlag (unter Verwendung eines Fotos von Manfred Dilling, Eurasburg): Michel Keller, München
Layout: Christine Paxmann, München
Grafische Gestaltung und DTP/Satz: Dirk Risch, München · Berlin
Druck und Bindung: Offizin Andersen Nexö, Grafischer Großbetrieb, Leipzig

Gedruckt auf chlorfrei gebleichtem Papier

Printed in Germany

ISBN 3-310-00738-8

Die Autorin des Buches

Anita Heßmann-Kosaris lebt und arbeitet als freie Fachjournalistin und Heilpraktikerin in der Nähe von Frankfurt am Main. Sie war verantwortliche Redakteurin einer Fachzeitschrift für Psychosomatik und anschließend fünf Jahre stellvertretende Chefredakteurin einer medizinischen Tageszeitung. Anita Heßmann-Kosaris hat bereits mehrere Bücher zum Thema Gesundheit und alternative Heilmethoden verfasst.

Haftungsausschluss

Der Inhalt dieses Buches ist sorgfältig recherchiert und erarbeitet worden. Dennoch können weder Autorin noch Verlag für alle Angaben im Buch eine Haftung übernehmen.

Die Deutsche Bibliothek – CIP-Einheitsaufnahme

Anita Heßmann-Kosaris:
Natürlich gesund mit Knoblauch : So nutzen Sie die 200 Wirkstoffe in der Wunderknolle / Anita Heßmann-Kosaris. – Augsburg : Midena, 1997
ISBN 3-310-00738-8

Bildnachweis

Bilderberg Archiv der Fotografen GmbH, Hamburg: 79 (S. Elleringmann), 87 (Nomi Baumgartl), 108 (Valerie Gates), 109 (M. Kirchgessner); Jens Kron, Augsburg: 2, 4, 5, 7, 9, 12, 17, 22, 23, 28, 31, 33, 36, 40, 53, 58, 62, 63, 70, 77, 90, 93, 94, 98, 113, 114, 116, 117, 121; PhotoPress Bildagentur GmbH, Stockdorf/München: 8 (Bott), 122 (Dr. Rauh), 123 (Apel); Studio für Fotografie und Illustration Sascha Wuillemet, München: 13;

Weiterführende Literatur

Block, Ernest: The Chemistry of Garlic and Onions. Scientific American (März 1985). Seite 114–119
Bordia, Allan u. a.: Effect of the Essential Oil of Garlic on Serum Cholesterol, Plasma Fibrinogen Whole Blood Coagulation Time and Fibrinolytic Activity in Alimentary Lipaemia. Journal of the Association of Physicians of India
Carper, Jean: Nahrung ist die beste Medizin. Econ Verlag. Düsseldorf 1996
Koch, Heinrich/Hahn, Gottfried: Knoblauch. Urban & Schwarzenberg. München 1988
Lentz, Christiane/Klubertanz, Alex: Knoblauch und Zwiebeln. Südwest. München 1997
Münzing-Ruef, Ingeborg: Kursbuch gesunde Ernährung. Zabert Sandmann. München 1996

Register

Adenosin 47, 122
After 77f.
Aids 11, 61
Ajoen 22, 37, 47f.
Allergien 50, 64f., 68, 78, 81f., 85, 87, 99
Alliin 20, 35, 37
Alliinase 18, 20
Allium 16, 18
Allizin 16ff., 20, 22, 35ff., 47, 52, 60, 70, 101
Angina Pektoris 47
Antibiotikum 58ff., 68, 80 107
Aphrodisiakum 99
Arterie 10, 15, 40ff., 49, 56, 88
Arteriosklerose 10, 40ff., 49, 54, 68, 87, 95, 122
Arthritis 75
Arthrose 75f.
Asthma 12, 28, 59, 65, 106
Atemnot 64ff., 73

Bakterien 10, 15, 31, 50f., 58ff., 69, 72, 78, 80f., 90, 94, 96, 98, 101, 112
Bärlauch 16, 122ff.
Blähungen 11, 34, 55, 59, 66
Blase 80
Baseninfektion 81, 87
Blasenschwäche 24, 29
Blutdruck 10, 15, 36, 38, 46, 48ff., 56, 66ff., 87, 95, 122
Bluterguss 107
Blutfett 10, 15, 33, 44ff., 49, 53
Blutgerinnung 15, 47f., 64
Blutzucker 15
Bronchitis 28, 59, 61, 84, 122

Chinesisches Erste-Hilfe-Mittel 95
Cholesterin 10, 41, 44ff.

Darm 10, 15, 25, 30, 32ff., 36ff., 45, 52, 55f., 58f., 69f., 78, 80, 82, 87, 105f., 122
Durchblutung 34, 40f., 71, 84, 103, 108
Durchfall 34, 38, 68f.

Enzyme 16, 18, 20, 54f., 62, 108
Erkältung 11, 24f., 27f., 59, 61, 65, 71ff., 78f., 84, 96f.
Essig 23, 34, 48, 79, 86, 90, 105f., 113, 117, 124

Fettsäuren 24, 46
Fieber 68, 72ff., 81, 87, 103f.
Fingernägel 111, 122
Fußpilz 74f.

Galle 10, 15, 29, 34, 45, 70, 122
Gelbsucht 12f., 106
Gelenke 11, 25f., 30, 57, 74ff., 85, 94, 101
Gemüse 46, 74, 124
Gewebe 10, 21, 40f., 49, 51, 56f., 82, 89, 93
Gicht 48, 75ff.
Giftstoffe 10, 51, 53, 56f., 68, 85, 106, 108

Haare 108ff., 113, 122
Hämorrhoiden 55, 77f.
Harnblase 80, 100
Harnsäure 76f.
Harnwegentzündung 80f.
Haut 56, 81f., 108ff., 122
Hautentzündungen 81f., 122
Helikobakter pylori 60, 90
Herpes 82f.
Herzinfarkt 42, 44, 47f.

Hexenschuss 83f.
Hitzewallungen 105
Honig 34, 64f., 72, 79, 81, 86, 89, 99, 102, 104, 111, 124
Husten 25, 72f., 84f., 101, 106

Immunsystem, -abwehr 15, 24, 51f., 54f., 58, 61, 72ff., 78f., 96, 122
Insektenstiche, -bisse 85
Ischias 83, 101f.

Johanniskraut 71, 94, 102

Kehlkopfentzündung 79
Knoblauchbad 31, 105
Knoblauchbrei 99, 107
Knoblauchbutter 79, 115f.
Knoblauchdip 117
Knoblauchdragees 60
Knoblauchdressing 117
Knoblaucheinlauf 32
Knoblauchessig 23f., 39, 75f., 80ff., 85, 89, 91f., 94f., 98, 102, 111, 113
Knoblauchextrakte 36, 79
Knoblauchgewürz 36
Knoblauchhonig 24, 39
Knoblauchkapseln 69, 91f.
Knoblauchklistier 82
Knoblauchkompresse 30
Knoblauchkur 33
Knoblauchmilch 85
Knoblauchöl 24f., 31, 36f., 39, 59, 68, 73, 75f., 78f., 81, 83, 85, 89ff., 94, 97f., 102ff., 111
Knoblauchpillen 38
Knoblauchpräparate 35, 38, 45, 76, 78, 83
Knoblauchpulver 35ff., 44, 69, 86, 104, 112

Register

Knoblauchsäckchen 95
Knoblauchsaft 25, 30, 39, 57, 64f., 69f., 79, 81f., 84, 86, 89, 91, 94, 97, 101f., 104, 106f., 110, 112
Knoblauchsalbe 26, 39
Knoblauchsalz 69, 118
Knoblauchsirup 27, 69, 74, 79, 90, 92, 102
Knoblauchsuppe 118
Knoblauchtabletten 97
Knoblauchtee 27f., 30f., 39, 68, 70ff., 76, 78ff., 89, 91ff., 102, 104, 110, 112f.
Knoblauchtinktur 24, 27ff., 39, 42, 64, 67f., 70, 75ff., 79, 81, 84, 90, 92f., 96, 101f., 111, 113
Knoblauchtonikum 29, 39, 43, 65f., 70
Knoblauchumschlag 30
Knoblauchwasser 29f., 68, 70, 76, 78, 82, 84f., 89, 91, 95ff., 101, 104f., 107, 112f.
Knoblauchwein 103
Knoblauchwodka 71, 77
Kopfschmerzen 12f., 15, 41, 51, 59, 63f., 66, 71, 87ff., 96
Krebs 11, 53f., 60
Kreislauf 33, 36, 43, 49f., 72, 95, 104, 108
Kyolik 37

Lauchöl 124
Leber 10, 13, 15, 29, 34, 87, 122
Lunge 56, 64, 84

Magen 25, 34, 36ff., 52, 55, 60, 64, 90, 96, 122f.
Magen-Darm-Probleme 24, 26, 38, 52, 55, 61, 66, 90, 102
Migräne 87

Milch 20, 34, 57, 69, 79, 85, 97, 101, 104, 106
Mineralstoffe, Mineralien 16, 18, 23, 54, 57, 94, 99, 108
Muskelschmerzen 25f.
Muskelverspannung 93

Nasenbluten 95
Nasennebenhöhlen 71, 73, 96
Nasenspülung 96
Nerven 67f., 85, 94
Nervosität 66, 90, 96f., 109
Niazin 18
Niere 29, 42, 56f., 67, 77, 80, 87, 100f.

Ohrenschmalz 98
Ohrenschmerzen 25, 73, 97f.
Organe 10, 40f., 49, 55ff., 71, 101

Pantothensäure 18
Phyllochinon 18
Pilze 10f., 15, 17, 31, 50f., 59, 61, 74f., 80ff.
Potenzstörungen 99
Prostata 100f.
Pyridoxin 18

Radikale 15, 53f.
Regelblutung 91
Retinol 18
Rheuma 59, 75, 83, 94
Riboflavin 18
Rückenschmerzen 101f.

S-Allyl-Zystein 36f., 52
Salat 46, 57, 70, 74, 124
Salz 20, 106, 124
Saponine 17f.
Schafgarbe 71, 76, 89
Schlafstörung 64, 66, 96, 102f., 108

Schlaganfall 42, 47
Schleimhaut 15, 25, 34, 37, 60, 63, 69, 84, 90, 96, 103
Schnupfen 61, 63, 72, 96, 103
Schuppen 81, 113
Schuppenflechte 81
Selen 56f.
Sodbrennen 104
Sonnenbrand 104f.
Spurenelemente 16, 18, 56
Stoffwechsel 15, 17, 21, 24, 31, 33f., 38, 41, 48f., 53f., 63, 66, 81ff., 93, 106, 108
Stress 66, 68, 72, 90, 94, 109
Sulfide 17, 36f.

Thiamin 18, 88
Thymian-Knoblauch-Essig 86
Triglyzeride 10, 44, 47

Übergewicht 48
Ubichinon 18

Vaseline 26, 73f.
Verdauung 25, 29, 55, 57, 59, 66, 70, 96, 104, 106, 108, 112
Verstopfung 59, 87
Viren 10, 15, 50f., 59, 61, 69, 72, 78, 83, 90, 94, 96
Vitamine 15f., 18, 23f., 54, 59, 88, 98f., 108f., 111
Vorsteherdrüse 100

Wadenwickel 74
Wechseljahresbeschwerden 105
Weißdorn 67, 71, 90
Wunden 106f.
Wurmbefall 32, 105f.

Zehennägel 111, 122
Zuckerkrankheit 48, 53f.